CONTRIBUTION

A L'ÉTUDE

DE LA

BLENNORRHAGIE

CHEZ L'HOMME

PAR

LE DR R. BERTRAND

LYON

IMPRIMERIE PITRAT AINÉ

4, RUE GENTIL, 4

1884

CONTRIBUTION

A L'ÉTUDE

DE LA

BLENNORRHAGIE

CHEZ L'HOMME

CONTRIBUTION

A L'ÉTUDE

DE LA

BLENNORRHAGIE

CHEZ L'HOMME

PAR

Le DR R. BERTRAND

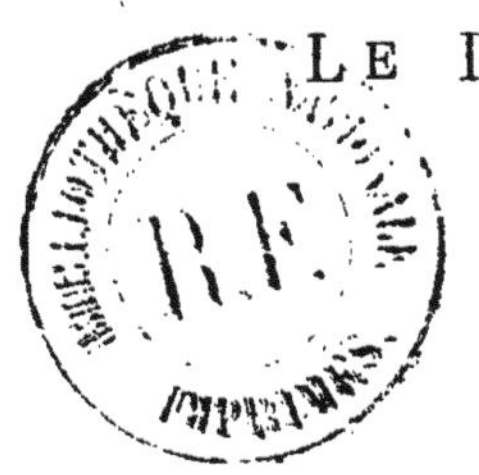

LYON

IMPRIMERIE PITRAT AINÉ

4, RUE GENTIL, 4

1884

AVANT-PROPOS

Cette thèse n'est pas une étude complète de la Blen-norrhagie. Nous n'avons recherché que le moyen d'ex-plorer l'urèthre d'une façon précise, pour pouvoir reconnaitre à coup sûr dans quelle portion du canal siège la blennorrhagie.

Nos observations ont porté sur 111 malades, tous du service de M. Aubert, chirurgien en chef de l'Antiquaille.

De ces 111 observations, nous ne publierons qu'un petit nombre, choisies parmi les plus probantes.

Dans le premier chapitre, nous montrons la dualité de

l'urèthre et sa division en urèthre antérieur et postérieur.

Le deuxième chapitre est consacré à démontrer la
nature microbique et contagieuse de la Blennorrhagie.
Dans le cours de ce travail nous n'aurons jamais en vue
que l'écoulement blennorrhagique et contagieux.

Dans le troisième chapitre, nous examinons la valeur
de principaux symptômes de la Blennorrhagie au point
de vue du diagnostic du siège de la lésion soit dans
l'urèthre antérieur soit dans l'urèthre postérieur.

Nous y décrivons le procédé de lavage de l'urèthre
antérieur employé par M. Aubert.

Le dernier chapitre est consacré au traitement et particulièrement à la pratique des injections limitées à
l'avant-canal par le procédé de M. Aubert.

Ce sont en effet les idées de M. Aubert sur la Blennorrhagie que nous publions dans ce travail et souvent, peut-
être ne les exprimons-nous que bien imparfaitement.
C'est lui qui a contribué pour la plus large part à cette
étude et lorsque l'examen des malades n'a pas été prati-
qué par lui-même, c'est sous ses yeux qu'il a toujours été
fait.

Aussi ne saurions-nous assez exprimer à M. Aubert nos sentiments de vive gratitude. Qu'il reçoive ici l'expression, quoique bien faible, de notre profonde reconnaissance.

Que M. le professeur Rollet qui a bien voulu accepter la présidence de cette Thèse, en reçoive ici l'hommage.

Notre ami, M. Tellier, nous a aidé dans ce travail avec une complaisance dont nous sommes heureux de le remercier.

CONTRIBUTION

A

L'ÉTUDE DE LA BLENNORRHAGIE

CHEZ L'HOMME

CHAPITRE PREMIER

LA DUALITÉ DE L'URÈTHRE

En 1859, M. Diday publiait dans « l'*Annuaire de la syphilis et des maladies de la peau* », un article sur « les injections circonscrites à la partie profonde de l'urèthre, leur mode d'exécution et leur efficacité curative », et s'exprimait ainsi : « Faites dans l'urèthre sain une injection d'eau : après qu'il en est entré 12 à 15 gr., elle cesse de pénétrer. Continuez-vous de pousser ? elle reflue entre la seringue et le canal, ou bien elle repasse, au-dessus du piston dans le corps de la seringue. » Au lieu d'eau, cherchez-vous à introduire une bougie ? A moins que son extrémité ne soit très effilée, il est chez tous les sujets, même sur le cadavre, un point où elle s'arrêtera. Et ce point est situé presque toujours à pareille distance, entre 14 et 16 centimètres de profondeur. Alors attendez un instant, sans cesser de pousser doucement la bougie. Elle entrera. Mais à partir de cet endroit, vous sentirez qu'elle n'avance plus que serrée par l'urèthre, tandis que jusque-là, du méat au lieu désigné, elle avait cheminé librement.

« Ces particularités, plus ou moins connues des praticiens, s'expliquent par la présence d'une couche musculaire qui enveloppe l'urèthre, depuis le bulbe jusqu'à la prostate ; couche musculaire constituée par le faisceau de Wilson et par des fibres propres (muscle orbiculaire de l'urèthre). Bien que ce ne soit là ni son seul ni son principal usage, ce plan contractile a évidemment pour but de défendre les parties profondes des voies urinaires contre l'introduction des corps étrangers. On n'en saurait douter en éprouvant avec quelle force il s'oppose à la pénétration même la plus lentement essayée des substances les moins irritantes, telles que les injections de lait, d'huile, d'eau tiède. De plus, quoiqu'il se soit laissé vaincre par la continuation de la pression, qui pousse le corps étranger en avant, on le retrouve, à une tentative ultérieure, toujours avec la même résistance. Ce n'est point là un accident, un spasme pathologique, un état morbide qu'on puisse guérir ; c'est le jeu d'un organe normal, remplissant, comme tous les autres sphincters de l'économie, une fonction physiologique de protection ».

Et, M. Diday ajoute : « On a déjà signalé les conséquences de cette disposition relativement au cathétérisme ». Et, en effet, dès 1824, Amussat (cité par Malgaigne) appe-

lait déjà la portion musculo-membraneuse de l'urèthre
« le sphincter uréthral ».

Malgaigne étudiant le cathétérisme chez l'homme signale l'arrêt de la sonde à ce niveau, et dit, parlant de
ses expériences sur le cadavre : « Il n'est pas rare de
faire cinq ou six tentatives avant de franchir cet obstacle,
puis, une fois la sonde parvenue dans la vessie, toute difficulté cesse, on la retire et on la réintroduit avec une
extrême facilité ». Il attribuait ce phénomène à « une
constriction du sphincter uréthral, persistant après la
mort ». M. Richet a confirmé cette idée par une expérience
à peu près directe, sur un sujet dont la sonde était aussi
arrêtée, il la fixa au-devant de l'obstacle, procéda
à la dissection, et constata que c'était la portion musculaire de l'urèthre resserrée par une contraction énergique
qui s'opposait au passage ».

Il convient ici de rappeler brièvement comment est
constituée cette région membraneuse. Sur toute la longueur de l'urèthre on trouve des fibres lisses sous-mu-
queuses qui ont une disposition circulaire et perpen-
diculaire à l'axe du canal ; mais cette couche musculaire
est beaucoup plus abondante à la portion membraneuse
que partout ailleurs. Cette région est la seule qui soit
pourvue d'un système de fibres striées qui lui est inti-
mement uni et est « capable d'agir sur elle avec énergie
pour la maintenir fermée avec brusquerie pour lui permettre de s'ouvrir » (Jamin).

Ces fibres striées sont celles des muscles de Wilson et
de Guthrie. Nous n'entrerons pas dans la description dé-
taillée de ces muscles, nous nous bornerons à mentionner
que le muscle de Wilson a sur la région membraneuse

une action si directe qu'il a été désigné sous le nom de
« constricteur de l'urèthre membraneux ». Le muscle de
Guthrie, n'a sur cette portion, d'après les auteurs, qu'une
action indirecte, par l'intermédiaire de l'aponévrose
moyenne que l'urèthre traverse au niveau du collet du
bulbe.

Enfin, en 1877, M. Cadiat a fait des recherches sur
cet anneau musculaire strié qui s'étend du collet du bulbe
à la prostate, et a démontré, à l'aide du microscope, que
les muscles de Guthrie et de Wilson faisaient partie in-
tégrante de l'appareil sphinctérien de l'urèthre ; on peut
donc répéter avec M. Jamin que « rien ne s'interpose
entre les parois uréthrales et l'anneau musculaire strié,
épais, complet qui doit agir sur elles ».

Telle est, résumée aussi succinctement que possible, la
structure de ce sphincter uréthral. Il est évident *a priori*
qu'un organe relativement aussi puissant doit avoir des
fonctions importantes et qu'il sépare deux portions du
canal de l'urèthre qui doivent aussi avoir des fonctions
différentes.

La séparation qu'il établit est si nette que M. Diday
écrit dans le Mémoire auquel nous avons fait de si larges
emprunts : « Rien n'est plus difficile et rien n'est plus
ignoré que la manière de faire parvenir une injection
dans la partie profonde du canal ».

Voici, du reste, comment il s'y prend : « Je me sers,
dit-il, exclusivement d'une sonde ordinaire en gomme
élastique coudée, dite sonde à béquille, percée de deux
yeux latéraux à son extrémité.

« Il faut d'abord prendre mesure de la longueur de
l'urèthre. Pour cela, je pousse la sonde jusque dars la

vessie. L'urine coule alors par son pavillon ; je retire lentement la sonde, jusqu'à ce que l'urine ait cessé de sortir. » Puis, M. Diday marque d'un fil blanc le point précis de la sonde qui affleure en ce moment au méat. Cela fait, il retire la sonde et remet l'injection de nitrate d'argent à un autre moment, pour éviter que ce caustique ne rencontre de l'urine dans la région prostatique et soit décomposé par elle.

Le moment venu, la sonde est introduite jusqu'à ce que le fil blanc affleure au méat. Il ne s'écoule pas d'urine, la sonde n'est donc pas dans la vessie, mais elle en est le plus près possible. Alors, dit M. Diday : « J adapte au pavillon de la sonde une petite seringue en verre pleine du liquide à injecter. Je pousse par un coup sec de piston le quart environ du contenu de la seringue. » M. Diday attend une demi-minute, puis injecte une nouvelle quantité de liquide après avoir préalablement retiré la sonde d'environ un demi-centimètre, et répète cette manœuvre plusieurs fois.

« Pendant que vous opérez de cette façon, vous remarquerez, et non sans un certain étonnement, qu'il ne ressort pas une goutte de liquide injecté. Soit que vous laissiez, soit que vous ôtiez la seringue, il ne s'écoule du liquide ni par la sonde, ni entre la sonde et le canal. Vous introduiriez ainsi successivement quatre ou cinq seringues rien ne ressortira. D'où vient cela ? Nous le savons ! De ce que la portion contractile de l'urèthre, notamment le collet du bulbe serre la sonde de manière à empêcher tout reflux du liquide entre elle et la paroi uréthrale. La rétention du liquide est la preuve de ce pouvoir occlusif. Attendez un peu : la contre-épreuve ne tardera pas à apparaître.

« En effet, après 4 ou 5 de ces petites injections, faites à travers la sonde graduellement rétirée, il arrive un moment où, tout à coup, vous voyez le liquide injecté refluer entre elle et l'urèthre. Ce changement tient à ce que, en amenant peu à peu l'instrument au dehors, vous avez enfin fait sortir son œil de l'arrière pour entrer dans l'avant-canal, de la portion contractile dans la portion spongieuse. »

Comme on le voit, dès 1859, M. Diday avait donné la démonstration de la dualité de l'urèthre. Ses appellations d'avant et d'arrière canal seront remplacées par M. Guyon, par celles d'urèthre antérieur et urèthre postérieur ; les injections avec la sonde à béquille et la seringue en verre, par l'instillation au moyen d'une bougie à boule et d'une seringue spéciale. Mais le procédé de démonstration est identique. Ce n'est pas tout. M. Diday vient de montrer le canal de l'urèthre divisé en deux portions bien séparées l'une de l'autre ; il nous montre maintenant, que ces deux portions sont aussi physiologiquement distinctes :

« C'est un fait remarquable et fort encourageant, dit-il, que la différence qui, sous le rapport de la douleur, sépare les injections de l'avant de celles de l'arrière canal. » Il montre ensuite la douleur provoquée par l'injection au nitrate d'argent dès que le liquide a touché la fosse naviculaire. Et si ce même liquide est porté chez le même malade directement sur la portion musculaire, l'opéré demeure insensible.

« Mais, ajoute-t-il, une sensation toute différente s'éveille ici, soit vers la fin de l'opération, soit immédiatement après : le patient se plaint d'une envie d'uriner assez intense. Sur plus de 100 injections de ce genre que j'ai pratiquées, je n'ai vu ce phénomène manquer qu'une fois, chez un individu âgé. »

Ce phénomène si exactement observé, par M. Diday, sert de base aujourd'hui à la théorie de la miction.

Mais avant d'aller plus loin, jetons un coup d'œil rapide sur les principales particularités que nous offrent l'avant et l'arrière-canal, au point de vue qui nous occupe :

Quand on pratique le cathétérisme avec une bougie à boule, tout le temps que la boule est dans l'avant-canal, elle chemine avec la plus grande facilité surtout au niveau du cul-de sac du bulbe. Puis, elle est brusquement arrêtée au niveau du sphincter. Une légère pression est exercée et la boule force le passage. Elle est alors maintenue en place par la tonicité musculaire, et l'on sent très bien qu'elle ne peut ni avancer ni reculer. Enfin, dès qu'elle sort du sphincter, la bougie est comme aspirée, et entre alors dans la région prostatique. A ce moment, on sent que la boule est dans une cavité qui permet de lui faire exécuter un mouvement de va-et-vient sur une étendue de 2 centimètres environ. Un peu plus loin, on perçoit de nouveau une légère résistance, mais pas comparable comme force à celle du sphincter, c'est le col de la vessie. Le sujet que l'on cathétérise dans ces conditions, accuse une sensation plus ou moins vive, mais pénible quand la boule arrive au sphincter et le traverse. A la région prostatique, c'est comme un besoin d'uriner ; et le col de la vessie se laisse le plus souvent traverser sans provoquer de sensation particulière.

L'examen des muqueuses de l'avant et de l'arrière-canal

va encore nous montrer combien les fonctions de ces deux portions sont différentes.

Dans l'avant-canal, nous trouvons une muqueuse lisse rosée, présentant des papilles assez nombreuses à la fosse naviculaire ; la valvule de Guérin à un centimètre et demi, environ, du méat. Tout le long de cette muqueuse, jusqu'au collet du bulbe, nous trouvons les lacunes de Morgani, et dans le cul-de-sac du bulbe l'orifice très petit des canaux des glandes de Cowper. Sa tunique musculeuse n'est formée que par un très petit nombre de fibres lisses longitudinales. Enfin le canal, à ce niveau, est surmonté des corps caverneux et entouré des corps spongieux.

Dans l'arrière-canal, nous trouvons d'abord, dans toute la région musculeuse, les glandes de Littre. Enfin sur la ligne médiane, à la région prostatique, se trouve le vérumontanum, et de chaque côté de lui l'ouverture des canaux éjaculateurs ; au-devant de ceux-ci l'ouverture de l'utricule prostatique.

C'est ici le lieu de parler de la théorie de Küss qui assigne à la muqueuse de la région prostatique seule la propriété de faire éprouver le besoin d'uriner. Nous empruntons à une thèse inspirée par le professeur de Strasbourg, en 1865, les détails suivants [1]. Pour lui, l'élasticité de la prostate retient l'urine dans la vessie modérément pleine ; mais que la vessie soit distendue par une quantité plus considérable d'urine, les fibres lisses qui

---

[1] Carayon, D. la miction dans quelques-uns de ses rapports avec la physiologie et la pathologie, thèse Strasbourg, 1865.

enveloppent cet organe se contracteront et « l'élasticité de la prostate qui jusque-là avait triomphé de la tonicité musculaire de la vessie, ne pourra résister à cette nouvelle force et l'urine s'engagera dans l'urèthre. Mais elle ne dépassera pas la région prostatique. » En effet, dès que l'urine arrive dans la région prostatique, le besoin d'uriner se manifeste et le « sphincter uréthral » se contracte.

« C'est un fait dont il est facile de se convaincre. Qu'on tâche d'introduire une sonde dans l'urèthre d'un homme qui a besoin d'uriner, et l'on verra combien il est difficile de franchir la portion musculaire de ce canal. »

Et plus loin : « Dans le but de rechercher la cause et le siège de cette sensation (besoin d'uriner), nous nous sommes livré à quelques expériences : Quelques considérations pathologiques semblant nous indiquer que le siège de cette sensation n'était pas dans la vessie, mais bien dans l'urèthre. Aussi est-ce de ce côté que nous avons dirigé nos recherches. A plusieurs reprises, nous nous sommes introduit une sonde dans l'urèthre, et nous avons toujours remarqué que lorsque le bec était engagé dans la région prostatique, nous éprouvions une sensation en tous points semblable au besoin d'uriner. Nous n'étions pas dans la vessie, puisque l'urine ne s'écoulait pas. Poussant alors la sonde jusqu'à ce réservoir, l'urine sortait, mais la sensation avait les mêmes caractères, la même intensité. »

L'auteur dit que prolongeant assez longtemps ces expériences, il remarquait qu'à la fin, il éprouvait une « très grande difficulté » à franchir le sphincter uréthral, qui se contractait par suite de l'irritation de la portion prostatique.

Et il résume ainsi : « C'est donc le sphincter uréthral qui, dans les deux sexes, retient l'urine dans la vessie. La tonicité de ce muscle suffit pour combattre les effets de la marche, de la respiration, etc. ; il ne se contracte que dans l'effort. Voilà pourquoi, dans les paralysies de la moelle on observe, dans l'effort, dans les accès de toux ou de rire, une incontinence d'urine. »

Une dernière preuve enfin de la dualité de l'urèthre, c'est l'embryologie qui nous le fournit.

M. Debierre, dans sa thèse d'agrégation, s'exprime ainsi sur le développement de l'urèthre :

A la sixième semaine « la formation de l'anus et le cloisonnement du cloaque ont pour résultat la formation de deux cavités secondaires : le rectum, en arrière, s'ouvrant à l'extérieur par l'anus ; le sillon uro-génital en avant. La cavité antérieure (vessie) en forme de tube, s'avance en bas et en avant ; sa constitution histologique se complète ; des muscles viennent s'ajouter à sa muqueuse et joueront un rôle physiologique important dans l'urination. »

« Ce prolongement constitue tout l'urèthre de la femme et seulement ses portions prostatiques et membraneuses chez l'homme. »

Quant au reste du canal de l'urèthre, il se forme au deuxième mois par la soudure des bords du sillon tracé à la face inférieure du bourgeon génital.

« Primitivement donc, la portion uréthrale qui dérive du sillon uro-génital, est absolument indépendante de la portion spongieuse. Elles ne viennent se souder que plus

tard. Si cette soudure vient à manquer, on a une mal-
formation : imperforation de l'urèthre. »

En 1868, M. Guyon publiait ses magnifiques leçons
sur l'urèthre de l'homme. Tout ce que nous venons de
dire s'y trouve exposé magistralement, complété et
fouillé. Et ces travaux du professeur de Paris ont eu un
tel retentissement qu'ils ont éclipsé et fait oublier tous
ceux qui leur étaient antérieurs.

Nous aurons, du reste, pendant le cours de ce travail,
beaucoup à puiser dans le livre de M. Guyon et dans les
travaux de ses élèves.

Nous avons en effet tenu, dans ce premier chapitre
d'une thèse lyonnaise, à mettre en lumière ce point :
que M. Diday avait, dès 1859, établi la dualité de
l'urèthre et immédiatement appliqué cette idée théorique
au traitement des lésions de l'arrière-canal.

CHAPITRE II

Nettement distinguée de la syphilis, depuis les travaux
d'Hernandez et de Ricord, la blennorrhagie a été consi-
dérée par plusieurs auteurs comme une inflammation
simple. Fournier écrivait en 1866 : « Rien ne légitime,
à mon sens, l'hypothèse d'un virus blennorrhagique. D'une
part, ce virus n'est nullement démontré; d'autre part, il
ne me paraît pas nécessaire d'en invoquer l'existence pour
expliquer les différents phénomènes de la maladie. »

Aujourd'hui, la nature microbique de la blennorrhagie
est démontrée. Hallier, en 1872, a décrit un microbe
dans le pus des écoulements.

Bouchard l'a retrouvé en 1878. Il le décrit ainsi : « Il
est constitué par des micrococcus légèrement allongés et
effilés à une extrémité, ayant l'apparence d'une virgule
très courte. Ils peuvent s'associer deux par deux ou former des chapelets de trois ou quatre grains. Ils sont mo-
biles, animés de mouvements d'oscillation et de transla-

tion. On les trouve placés entre les globules purulents, mais on les voit également dans l'intérieur des leucocytes. En 1879, ils ont été vus par Neisser, qui leur a reconnu tous les caractères que je viens d'indiquer. » D'autre part, M. Jamin décrit dans sa thèse ce même microbe sous forme de petits grains, et n'est jamais « parvenu à découvrir le petit prolongement caudiforme ».

En 1880, M. Weiss prit pour sujet de sa thèse inaugurale le microbe du pus blennorhagique, et dit qu'il « apparaît sous forme à peu près sphérique, très légèrement ovoïde peut être, avec des contours très accusés et tranchant parfaitement sur les granulations autres qui peuvent exister dans la préparation. »

« En faisant varier le point, l'aspect change : le micrococcus dont les contours étaient très nets, devient réfringent, et en même temps on constate qu'il est entouré d'une espèce d'auréole claire, lumineuse, hyaline, dont l'enveloppe est à son tour bien visible »

« Ce n'est pas seulement dans les intervalles qui séparent les cellules épithéliales et les globules de pus entre eux que l'on constate les parasites. C'est à leur surface aussi et dans leur intérieur qu'on le trouve (ce fait cependant est plus rare pour les éléments épithéliaux). Dans ce cas, tantôt le globule de pus est complètement privé de noyau et rempli, bondé de microbes; tantôt, et alors la période est moins avancée, le noyau n'est encore que partiellement détruit par la pénétration des éléments parasitaires. »

Nous avons souvent examiné du pus blennorhagique sur des préparations faites par M. le docteur Chambard et par nous-même, et nous avons facilement constaté la préseuce du microbe sous forme de petits grains isolés ou réunis deux à deux, quatre à quatre, ou en groupes plus nombreux formaut de véritables agglomérations.

Mais la preuve, la pierre de touche, la culture suivie de l'inoculation, n'existe pas. Ce serait là le seul contrôle. Mais il faut bien reconnaître que toutes les probabilités sont en faveur de l'existence du microbe blennorhagique. On ne le retrouve dans aucune autre sorte de pus. Neisser a examiné le pus des leuchorrées vaginales, et n'y a jamais découvert ce micrococcus non plus que dans le pus de la conjonctive simple, tandis qu'on le voit dans celui de la conjonctivité blennorhagique. D'ailleurs toute affection contagieuse est microbique. En somme, la nature virulente de la blennorhagie doit être tout à fait acceptée. C'est là, du reste, l'idée la plus généralement admise. Rares sont en effet ceux qui soutiennent, avec Ricord, que « fréquemment les femmes donnent la chaudepisse sans l'avoir ». Plus rares encore ceux qui ajoutent, avec Fournier, que « c'est le plus fréquemment qu'il faudrait dire ». Nous ne nions pas qu'il puisse exister des uréthrites purulentes ou catarrhales, en dehors de l'uréthrite microbique, mais nous croyons cette forme très rare et non démontrée scientifiquement. Nous admettons plus volontiers le catarrhe simple du canal, succédant à une blennorrhagie guérie en tant qu'affection virulente. Aussi sommes-nous tout à fait de l'avis de M. Weiss, au sujet de la fameuse recette de Ricord pour attraper la chaudepisse. »

« A moins, dit M. Weiss, à ce sujet, que la femme n'ait une vaginite ou un reste de blennorhagie vaginale qui, mêlé aux pertes blanches, devient l'agent de propagation de la maladie, *jamais, au grand jamais,* nous-le répétons, nous l'affirmons, *vous n'attrapperez la chaude-pisse* ».

Enfin, il faut aussi reconnaître à la blennorhagie une période d'incubation qui est, en général, de trois à six jours. C'est là un fait constant qu'entre le coït infecta..t et l'apparition de la maladie, il s'écoule une période variable de durée, mais analogue à celle que l'on observe dans toutes les maladies virulentes. Tandis que dans l'uréthrite non blennorrhagique, provenant d'une irritation excessive de l'urèthre, les premiers symptômes apparaissent après un temps très court (quatre heures dans un cas rapporté par Jullien).

Nous tenons à répéter ici que, dans le cours de ce travail, il ne sera nullement question de ces uréthrites simples, non contagieuses, mais que nous aurons toujours en vue l'uréthrite blennorrhagique, virulente et contagieuse.

Du reste l'École lyonnaise, n'a jamais hésité à reconnaître à la blennorrhagie, un caractère virulent et contagieux spécial.

CHAPITRE III

La blennorrhagie reconnaît donc pour cause la contagion.

Elle débute par le méat et envahit rapidement la fosse naviculaire. A ce moment, si l'on écarte les lèvres du méat, on voit que la muqueuse du canal est tuméfiée, les glandules de l'urèthre sont plus ouverts et légèrement érodés; leur épithélium est tombé.

L'inflammation reste cantonnée dans cette fosse pendant vingt-quatre à quarante-huit heures, ou, du moins, ne s'étend guère au delà que d'un ou deux centimètres. On a essayé d'enrayer la blennorrhagie à ce moment. C'est la méthode abortive. On comprime le canal entre deux doigts à environ trois centimètres du méat, et, au moyen d'une seringue de verre, on pousse dans le canal une injection de nitrate d'argent au trentième. De cette façon on est sûr que le caustique atteindra toute la surface à modifier, et ne la dépassera que très peu. Cette méthode abortive a donné d'excellents résultats, et la maladie est, le plus souvent, arrêtée au début. Mais l'indication est formelle de ne l'employer que tout à fait au début; passé quarante-huit heures, il faut bien se garder d'user de ce traitement, la lésion est trop profonde.

Lorsque l'inflammation a franchi la fosse naviculaire où elle semblait retenue par l'espèce de rétrécissement qui sépare cette fosse du canal, le reste de l'urèthre jusqu'au collet du bulbe, est très rapidement envahi. Mais là, au sphincter uréthral, l'entrée de l'urèthre profond est fermée, le virus ne peut pénétrer plus avant, la lésion ne s'étend pas plus loin. L'uréthrite antérieure est alors constituée. On voit quelquefois cette uréthrite rester ainsi limitée et guérir ou devenir chronique sans avoir franchi le sphincter. D'après M. Jamin, la blennorrhagie devrait toujours rester antérieure, et ce n'est jamais l'inflammation elle-même, la maladie seule qu'il faut accuser de se propager par une marche régulière à l'urèthre profond. Cette propagation ne se produit, d'après lui, que par des causes occasionnelles étrangères à la maladie, et que l'on peut éviter. C'est là une opinion beaucoup trop absolue.

La blennorrhagie reste antérieure pendant un temps très variable, quelquefois toujours. Très souvent, le plus souvent même, elle devient postérieure. En interrogeant alors avec grand soin les malades, on arrive quelquefois à ne rien découvrir du tout qui puisse expliquer l'envahissement de l'arrière-canal. Ainsi on a constaté l'uréthrite profonde et l'épididymite chez des sujets retenus au lit par des complications étrangères à la blennorhagie. On a vu des épididymites naître sous un appareil compressif des bourses. Peut-être y a-t-il eu là un oubli du sphincter qui s'est ouvert juste le temps de permettre à une goutte de pus de le franchir. On voit souvent aussi des blennorrhagiens dont l'urèthre antérieur seul est pris, rester longtemps au moment de la miction, sans qu'il coule une goutte d'urine.

La douleur qu'ils ressentent ou qu'ils redoutent « leur coupe l'envie de pisser », et ils restent à faire des efforts pendant un temps plus ou moins long. Mais, à ce moment-là, le sphincter est ouvert, les malades l'ouvrent eux-mêmes en faisant des efforts de miction, et l'urèthre postérieur peut être contagionné par le pus venant de l'antérieur. Les diathèses peuvent aussi avoir une influence, et peut-être aussi l'incontinence nocturne d'urine dans l'enfance détermine-t-elle une sorte d'insuffisance passagère du sphincter qui facilite la contagion de l'urèthre postérieur. Il est enfin des sujets qui ne peuvent prendre la chaudepisse sans avoir d'épididymite.

Le plus souvent on apprend que les malades atteints de lésion postérieure ont fait des excès, soit de boissons, soit de fatigues, soit de coït. Chacune de ces trois causes suffit à elle seule; mais le plus souvent on les trouve associées. Les excès de fatigue paraissent déterminer de préférence l'uréthrite postérieure avec épididymite, tandis que les excès de boisson produisent plutôt la cystite. Nous avons observé un grand nombre de cas d'épididymite qui avaient pour origine, soit des marches forcées, soit le transport de poids considérables.

Dans d'autres cas, l'uréthrite profonde a été provoquée par le cathétérisme. C'est bien là le meilleur moyen de contagionner les parties de l'urèthre restées saines. Aussi est-ce une manœuvre que l'on doit absolument s'interdire

chez un blennorhagien, à moins de nécessité absolue.
M. Jullien recommande dans son livre d'avoir la précaution de faire uriner le malade avant de le cathétériser ; cela
suffirait, d'après lui, pour ne pas risquer de contaminer
des points qui seraient sains. C'est là un conseil dangereux, car la miction est impuissante à débarrasser le
canal des agents de contagion qu'il renferme, à le balayer complètement ; nous reviendrons d'ailleurs sur ce
point à propos du lavage de l'urèthre.

Enfin, une autre cause fréquente de lésion postérieure, ce
sont les injections faites dans un but thérapeutique, le plus
souvent, et par les malades eux-mêmes. La quantité de
liquide poussée dans l'urèthre, dont on tient le méat fermé
sur le bout de la seringue, peut, en effet, distendre le
canal antérieur, forcer le sphincter, et apporter dans
l'arrière-canal l'agent contagieux. Et cela arrivera surtout si le piston de la seringue fonctionne bien et ne laisse
pas refluer derrière lui le liquide à injection. M. Jamin a
étudié ce point et est arrivé aux conclusions suivantes, en
se servant de la seringue en verre usuelle et contenant
environ huit grammes de liquide :

1° A canal ouvert, on ne forcera jamais le sphincter, et
l'injection ne pénétrera jamais jusqu'à lui ;

2° A canal fermé, l'injection étant poussée d'un seul
coup et ne refluant pas en arrière du piston de la seringue,
on forcera toujours le sphincter ;

3° A canal fermé, en injectant le tiers de la seringue,
on ne forcera jamais le sphincter, mais on n'arrivera pas
jusqu'à lui.

Nous aurons à revenir sur ce sujet à propos du traitement. Mais constatons dès maintenant que ce système des

injections, telles que le font les malades, est une pratique aveugle, en quelque sorte, et dangereuse. Si le malade ne pousse pas assez fort, il n'atteint pas le but, ne touchant pas tous les points malades; en poussant fort, il court du danger. Nous verrons qu'avec le procédé de M. Aubert, il n'existe plus ni inconvénient ni péril.

Les malades poussent presque toujours leurs injections d'un seul coup et fort pour la faire pénétrer bien profond. Nous avons observé deux cas d'uréthrite postérieure, re-connaissant pour cause l'injection poussée « vigoureuse-ment ». L'un de ces deux malades s'était servi de vinaigre, mais la qualité de liquide ne signifie rien, et l'on rapporte des cas où l'effet a été produit par de l'eau tiède ou du lait.

Une fois l'urèthre profond envahi, la blennorrhagie peut respecter tous les organes qui entourent cette por-tion du canal ou frapper l'un d'eux ou tous ensemble.

On rencontre souvent l'uréthrite postérieure simple sans épididyimte nicystite. Mais il est bien plus fréquent de rencontrer l'une de ces complications. C'est même un fait remarquable de voir l'inflammation respecter souvent le col de la vessie alors qu'elle se porte sur l'épididyme ; et inversement provoquer l'épididymite sans cystite. Sur 103 cas d'uréthrite postérieure, avec complication nous n'avons noté que 6 fois la coexistence de l'épididymite et de la cystite et 29 fois l'épididymite seule, 42 fois la cystite seule.

La prostate est, aussi, souvent atteinte, mais d'une façon en général peu intense. C'est par le toucher rectal qu'on arrive à déterminer de la douleur en pressant des-sus, et quand il est épididyniste c'est toujours le côté correspondant à la lésion qui est sensible à la palpation. Nous avons toutefois observé un cas d'uréthrite postérieure où la prostrate seule était atteinte. Comme si l'inflammation de l'arrière-canal s'était subitement éteinte après avoir frappé la prostate. Au toucher, cet organe était très sensible dans toute son étendue, légèrement augmenté de volume et donnant au doigt la sensation d'empâtement; pas de douleurs pendant la défécation, pas d'écoulement de l'urèthre postérieur.

Nous reviendrons d'ailleurs sur ce fait de l'uréthrite postérieure localisée sur un organe, qui, s'il est rare pour la prostrate, ne l'est pas pour l'épididyme. Souvent en effet, l'épididymite est le seul signe d'uréthrite postérieure que l'on puisse constater.

L'uréthrite postérieure, la lésion de l'arrière-canal proprement dit n'a pas comme celle de l'avant-canal la tendance aussi marquée à s'installer pour longtemps. Elle guérit toujours avant la première, aussi voit-on la blennorrhagie chronique siéger dans le plus grand nombre des cas, sinon constamment, dans l'urèthre antérieur seul. Nous n'avons jamais observé la lésion du canal profond sans qu'il y ait eu en même temps lésion antérieure.

On peut donc dire d'une façon générale que la blennorrhagie envahit le canal d'avant en arrière, et qu'elle guérit d'arrière en avant, abandonnant ainsi en premier lieu les points touchés les derniers.

Quant aux causes qui favorisent le passage de l'uréthrite à l'état chronique ce sont d'abord des fatigues, des excès, des écarts ès régime, l'usage trop hâtif de la médication suppressive, ou la cessation prématurée de traitement ; enfin certaines diathèses (scrofules, rhumatisme, etc., etc.).

On a enfin fait jouer un grand rôle aux rétrécissements du canal. La blennorrhagie ferait naître un rétrécissement, et derrière lui la lésion du canal persisterait, la blennorrhée serait constituée.

M. le professeur Rollet publia un mémoire en 1854, consacré à étudier l'influence des rétrécissements même commençants sur la chronocité de la blennorrhagie. Il donne à penser que ce rétrécissement est une lésion très fréquente, et une cause commune de blennorrhée.

Il suffit alors de pratiquer la dilatation de l'urèthre pour faire disparaître le rétrécissement et la blennorrhagie. Leur siège est au cul-du-sac du bulbe.

Ce n'est pas là toutefois l'opinion de M. Guyon, qui considère, au contraire, le rétrécissement comme une complication possible mais tardive de la blennorrhagie, et qu'il ne faut que bien rarement, exceptionnellement accuser d'entretenir la blennorrhée.

Voici, du reste, comment il répartit 144 cas de rétrécissements blennorrhagiques, au point de vue de leur époque d'apparition :

4 sont apparus moins de 1 an		après la première uréthrite.		
10	—	— de 1 an à 2 ans	—	—
20	—	— de 2 ans à 4 ans	—	—
19	—	— de 4 ans à 6 ans	—	—
24	—	— de 6 ans à 8 ans	—	—
16	—	— de 8 ans à 10 ans	—	—
49	—	— de 1 an à 20 ans	—	—
4	—	— plus de 20 ans	—	—

Nous devons ajouter que sur nos malades nous n'avons

observé que quelques rares rétrécis:ements de la partie
pénienne, situés à 4 ou 5 centimètres du méat. Nous serions donc enclin à considérer cette lésion comme une
complication éloignée, pour ainsi dire, de la blennorrhagie. Mais ce qui n'est pas douteux ce sont les bons effets
que le professeur Rollet a obtenus par le catéthérisme
dans la blennorrhagie chronique.

CHAPITRE IV

SYMPTOMES

Lorsque l'on constate une blennorrhagie, il faut reconnaître à laquelle des deux formes on a affaire, uréthrite antérieure, uréthrite postérieure, afin de pouvoir appliquer un traitement en rapport avec la lésion, traitement qui varie dans l'un ou l'autre cas, ainsi que nous le verrons plus loin.

Nous étudierons dans ce chapitre la valeur des symptômes : douleur, caractère des mictions et écoulement. Nous verrons quelle part revient à chacun dans l'uréthrite antérieure ou dans la postérieure, et quelle confiance il convient de leur accorder pour établir le diagnostic.

I. Douleur. — La douleur dans la blennorrhagie est un symptôme constant, à des degrés divers d'intensité et de durée. Elle se manifeste surtout au début de la maladie, alors elle persiste presque tout le temps pendant les mictions, comme dans l'intervalle qui les sépare. Puis quand la période suraïgue est passée, c'est pendant la miction que le malade souffre. Le plus souvent, c'est pendant tout le temps que l'urine passe que la douleur persiste ; ce caractère se retrouve près du début de la blennorrhagie, dans la période suraiguë. Un peu plus tard on trouve fréquemment que la miction n'est doulouleuse qu'au commencement, la sensation de brûlure diminuant progressivement et disparaissant complètement avant la sortie des dernières gouttes d'urine.

Disons tout de suite que tous ces signes s'appliquent aussi bien à l'uréthrite antérieure qu'à l'uréthrite postérieure. Le siège de la douleur peut avoir des signes plus grands de certitude.. Mais encore sont-ils absolument insuffisants. La douleur à la miction disparait très souvent, rapidement surtout chez les sujets qui ont eu déjà une ou plusieurs chaudepisse. Chez d'autres, au contraire, la miction détermine pendant très longtemps, quelquefois même après la guérison, une sensation de cuisson très vive au méat. Au point de vue qui nous occupe ce symptôme, qui inquiète tous les malades qui le présentent, n'a qu'une valeur restreinte puisqu'il persiste même après que la blennorrhagie est guérie.

Du reste pour connaître aussi bien que possible le siège de la douleur il faut avoir recours à la palpation. Quelques malades renseignent assez bien, à la vérité, et savent expliquer qu'ils souffrent du méat à la racine des bourses, ou bien au périnée près de l'anus. Alors la palpation du canal et le toucher rectal pour l'urèthre profond, car souvent dans l'uréthrite profonde la prostate est douloureuse, mettent sur la voie du diagnostic en faisant chercher la lésion postérieure. Dans la cystite, la douleur en finissant de pisser, ces épreintes, parfois si douloureuses, qui siègent près de l'anus et se prolongent longtemps après les mictions, sont même un signe de la plus haute importance.

Malheureusement on ne peut pas compter sur ce symptôme, non seulement pour faire le diagnostic, mais même pour vous mettre sur la voie.

La douleur, soit spontanée, soit à la miction, soit provoquée par la palpation, fait très souvent défaut. C'est au début de la maladie qu'elle existe et même dans ce cas elle est parfois si légère ! Elle cède rapidement et il est fréquent de voir des uréthrites postérieures et des cystites même récentes absolument indolentes, tandis qu'une blennorrhagie guérie va laisser à un autre malade une sensation de brûlure violente au méat pendant la miction.

La douleur est donc un symptôme qui peut rendre des services, qui peut même dans le cas de cystite avoir une importance considérable. Quand il existe, on devra toujours le rechercher. Mais il ne faut pas oublier que les lésions très accusées de l'urèthre ou de la vessie peuvent exister et être parfaitement indolentes. L'absence de douleur n'autorisera par conséquent jamais à ne pas rechercher la lésion profonde et la cystite, et à dire qu'elles n'existent pas. La douleur revêt en somme deux caractères différents : elle est directe, si l'on peut s'exprimer ainsi, et produite par le passage de l'urine ou l'irritation des parties ulcérées du canal; elle est réflexe et se produit en des points, le méat par exemple, où l'on ne trouve pas de lésion.

De la miction. — D'après ce que nous avons dit dans le premier chapitre, l'urèthre antérieur doit être considéré uniquement comme un canal excréteur, dont la principale, sinon l'unique fonction, est l'acte du coït. Dans l'urèthre postérieur nous avons, au contraire, trouvé le siège de cette sensibilité spéciale d'uriner, nous avons vu qu'il était l'aboutissant des canaux éjaculateurs, et montré le rôle que jouait la prostate par son élasticité pour maintenir l'urine dans la vessie, tant qu'elle n'y est pas accumulée en trop grande quantité.

On peut dès lors prévoir une grande différence au point de vue de la miction et de sa fréquence suivant que l'inflammation frappera l'urèthre antérieur seul ou aussi l'urèthre postérieur.

C'est en effet ce que vient confirmer l'observation. Dans la blennorrhagie limitée à l'avant-canal, c'est un fait constant que le nombre normal des mictions n'est pas augmenté ; dans la blennorrhagie postérieure au contraire, on constate presque toujours des besoins d'uriner fréquents.

Toutefois, nous nous hâtons d'ajouter que cette proposition n'est vraie que d'une façon générale, et qu'il n'est pas très rare d'observer des exceptions.

Ce que nous avons dit de la fugacité du symptôme douleur est encore vrai pour la fréquence de la miction. Et en effet, ce besoin d'uriner qui dans quelques cas s'impose impérieusement toutes les demi-heures, et même plus souvent encore, n'est-il pas simplement la sensation douloureuse spéciale, fournie par la région prostatique, région de sensibilité spéciale ? Il n'est pas très rare de lui voir faire défaut.

C'est là un fait que nous avons observé 22 fois sur 103 cas d'uréthrite propagée à l'urèthre postérieur. Aussi n'hésitons-nous pas à nier, à la fréquence des mictions l'importance capitale que lui attribue M. Jamin.

« Le symptôme constant, dit-il, noté par moi *dans tous les cas* où l'inflammation occupait l'urèthre profond, c'est la fréquence des mictions. »

Nous avons eu beau interroger nos 22 malades dans ce sens ils ont toujours été très affirmatifs, et ont toujours déclaré qu'ils n'avaient *jamais* uriné plus souvent.

Plusieurs d'entre eux étaient porteurs d'épididymite et n'avaient jamais eu non plus de mictions plus fréquentes lors de l'invasion de cette lésion. Nous en avons observé d'autres atteints de cystite récente développée presque sous nos yeux pendant le séjour des malades à l'Antiquaille, qui n'urinaient pas plus souvent qu'avant leur chaudepisse.

En les faisant pisser devant nous, ils émettaient facilement 900 grammes et plus d'urine toute trouble et dont les dernières gouttes étaient du pus presque pur.

On doit être prévenu que la fréquence des mictions, donnée comme se retrouvant dans tous les cas d'uréthrite postérieure, peut exister pendant un temps très court et qu'elle fait souvent défaut. Les cas de mictions normales que nous avons observés dans l'uréthrite profonde, étaient présentés par des malades assez tourmentés de leur affection pour épier l'apparition d'un symptôme nouveau, et assez intelligents pour en rendre compte. Nos malades, du reste, comptaient tous, d'après nos instructions, le nombre de leurs mictions le jour et la nuit. La quantité souvent considérable d'urine qu'ils émettaient devant nous, était la preuve de leurs assertions. D'ailleurs si l'on pouvait douter de l'exactitude des renseignements fournis par les malades sur une période plus ou moins éloignée de leur blennorrhagie, on doit se rendre à l'évidence

pour des cas où la lésion s'est développée, pour ainsi dire
sous nos yeux, chez des sujets entrés à l'hôpital dès le
début de leur chaudepisse. Nous avons pu assister à l'invasion de l'uréthrite postérieure, et en observer minu-
tieusement les symptômes.

C'est donc un fait incontestable que l'uréthrite postérieure simple ou compliquée d'épididymite ou de cystite,
peut s'installer et durer sans provoquer de mictions
fréquentes.

C'est donc là un symptôme infidèle comme celui de la
douleur, mais en plus il peut induire en erreur. En effet,
si l'on constate l'uréthrite profonde sans besoins fréquents
d'uriner. On trouve aussi ces derniers sans uréthrite profonde. Nous avons observé plusieurs cas de ce genre,
sans qu'il nous ait été possible de découvrir le plus léger
signe de lésion profonde capable d'expliquer les mictions
repétées. Faut-il ici comme pour la douleur au méat persistant après la guérison de la blennorrhagie, penser que ce
symptôme survit à une lésion disparue? C'est là une hypothèse qui a de la vraisemblance dans les cas de mictions
fréquentes, sans lésion postérieure concomittante, mais
où l'on ne peut affirmer que cette lésion n'a pas existé à
un moment donné.

On voit déjà combien il faut en rabattre de la valeur
des symptômes dont nous nous occupons. Mais ce n'est
pas tout; les fréquents besoins d'uriner ne sont pas spé-
ciaux à la lésion de l'arrière-canal. Nous citons plus loin
l'observation d'un cas de blennorrhagie première datant de
six jours. Au moment où le malade entra à l'Antiquaille,
il avait une uréthrite antérieure très douloureuse, mais

nettement limitée. Rien dans l'urèthre postérieure, pas de
complication du côté de l'épididyme, de la prostate, ni de
la vessie. Cependant il urinait bien plus souvent qu'avant
sa chaudepisse, 8 le jour, 3 la nuit. Il souffrait alors
dans toute l'étendue du canal, du méat à la racine des
bourses.

C'est là sans doute un fait rare, mais qui, ajouté à ceux
dont nous avons déjà parlé, doit inspirer une certaine dé-
fiance de la fréquence des mictions comme symptôme
d'uréthrite profonde.

En somme, ni la douleur, ni les besoins répétés d'uriner
ne peuvent suffire à asseoir un diagnostic, la cystite, l'épididymite existant parfois sans la provoquer. On doit con-
clure de là, que l'uréthrite profonde sans complication
doit passer souvent inaperçue et par suite qu'elle est plus
fréquente qu'elle ne paraît, et que ne le prétend M. Jamin.

Écoulement. — Si l'uréthrite profonde a été souvent
méconnue, c'est que le seul signe certain, indiscutable.
tranchant toujours la question, l'écoulement, a été mal
recherché. Savoir d'où vient l'écoulement, c'est faire le
diagnostic et le seul moyen c'est de pratiquer le lavage
de l'urèthre antérieur. Quand on a nettoyé cet organe
d'une façon complète et que l'on fait uriner ensuite le
malade, l'urine doit être limpide s'il n'y a pas d'uréthrite
postérieure : en cas contraire, le premier jet est trouble,
et une fois l'arrière-canal balayé l'urine finit de couler
très claire. Y a-t-il dans la vessie du pus provenant soit
de cystite soit de lésion d'organes plus éloignés, toute
l'urine, et non seulement le premier jet, est trouble, ou
bien ce sont les dernières gouttes qui sont plus ou moins
purulentes.

On voit par ces quelques lignes combien les résultats obtenus par le lavage sont précis. Nous reviendrons sur ces caractères de l'urine plus tard. Nous allons indiquer dès à présent comment on doit s'y prendre pour opérer le lavage de l'urèthre. C'est là un point capital.

Lavage de l'urèthre antérieur. — Nous avons dit que M. Diday signale ce fait qu'une sonde enfoncée à dix ou douze centimètres de profondeur dans l'urèthre, rencontre une résistance : celle du sphincter. Si l'on pousse une injection par cette sonde maintenue au-devant de cet obstacle, on voit le liquide refluer entre elle et les parois du canal.

C'est sur ce fait que repose le lavage de l'urèthre antérieur.

M. Jamin pratique ce lavage au moyen d'une bougie à boule introduite jusqu'au devant du sphincter : il pousse ensuite une ou plusieurs injections d'eau avec la seringue de Guyon. L'eau ressort par le méat entrainant du pus.

Ce procédé est très défectueux. D'abord la bougie à boule ayant toujours une certaine rigidité, peut franchir le sphincter pendant qu'on pousse le liquide avec la seringue, pour peu qu'on imprime à celle-ci une légère secousse. Il s'ensuit que l'eau pénètre dans l'urèthre postérieur, peut y apporter du pus et contagionner ainsi des parties saines, peut-être, jusques-là. Sans avoir toujours cette fâcheuse conséquence, la pénétration de la bougie au-delà du sphincter entache forcément d'erreur le diagnostic que l'on voulait préciser.

Quant à la seringue de Guyon, elle est tout à fait insuffisante comme volume, et l'orifice de sa canule beaucoup trop petit. Il faut en effet pour que le lavage se fasse convenablement qu'il pénètre une quantité d'eau notable et d'un seul coup dans l'urèthre pour le balayer, et il faut que cette eau n'arrive pas avec une grande force, car elle pourrait alors pénétrer dans l'arrière-canal.

M. Aubert a modifié l'instrumentation du lavage de manière à parer à tous ces inconvénients. A la bougie à boule il substitue un simple tube de caoutchouc, du calibre 8 ou 9 de la filière Charrière, et la seringue de Guyon est remplacée par l'irrigation continue au moyen d'un sceau suspendu à une hauteur suffisante pour donner à l'eau la force d'impulsion nécessaire.

Voici du reste comment on procède. Le tube de caoutchouc a une longueur de douze à quatorze centimètres, de cette façon on est sûr qu'il ne dépasse pas les dimensions de l'urèthre antérieur. On lubrifie ce tube avec de la vaseline. L'huile ne doit pas être employée parce qu'elle s'émulsionne dans l'eau qui sort du canal pendant le lavage, et lui donne un aspect trouble, blanchâtre, qui peut faire croire à la présence du pus. Le blanc d'œuf a l'inconvénient de former dans l'eau des filaments blancs qui peuvent être aussi une cause d'erreur. Avec la vaseline rien de tout cela n'a lieu.

On introduit ensuite le tube dans le canal en le laissant par précaution dépasser le méat d'un ou deux centimètres. Mais cela est inutile, car il est impossible de franchir le sphincter avec ce tube: nous avons vainement essayé plusieurs fois d'obtenir ce résultat, en essayant d'enfoncer profondément ce tube.

Il faut noter que quelquefois, rarement, le tube est arrêté à quelques centimètres du méat par un rétrécissement. Nous avons observé ce fait sur des blennorrhagies à diverses périodes, les unes de deux mois seulement, et sur d'autres très anciennes il a fait défaut.

Ces rétrécissements, très légers d'ailleurs ne pouvaient être reconnus ensuite qu'avec des bougies à boule ; les sondes ordinaires entraient sans difficulté. Ajoutons que jamais cela n'a été un obstacle à l'introduction du tube de caoutchouc, qui s'effectuait après quelques tentatives.

Le sceau rempli d'eau tiède est maintenu à une hauteur convenable pour la pression que l'on veut obtenir. Il est muni d'un robinet auquel s'adapte l'extrémité d'un tuyau de caoutchouc ; à l'autre extrémité, se trouve une canule de maillechort dont l'orifice est égal à celui du petit tube introduit dans l'urèthre, on fixe ce petit tube sur la canule et l'on fait passer le courant d'eau.

Tout cela constitue une manœuvre très simple, très facile et très peu douloureuse, même dans les cas aigus.

Pendant tout le temps que l'eau passe dans le canal, on a la précaution de tirer et d'enfoncer légèrement le tube pour que l'eau vienne bien en baigner tous les points.

On recueille dans des verres le liquide à mesure qu'il sort du méat jusqu'à ce qu'il soit absolument limpide. Il n'est pas rare d'être obligé de faire passer un litre d'eau pour avoir un lavage complet, et de voir un verre conserver un petit filament, alors que le précédent n'en avait pas, preuve que le canal n'était pas entièrement nettoyé. Quand on a obtenu plusieurs de ces verres avec une eau parfaitement claire, on cesse le lavage, on retire le tube de l'urèthre et l'on fait pisser le malade. Si l'on a affaire à une uréthrite antérieure seule, l'urine est absoment limpide. S'il y a uréthrite postérieure le premier jet est trouble et s'il y a cystite en même temps, c'est toute l'urine, mais particulièrement au commencement (balayage de l'arrière-canal) et la fin de la miction (le bas-fond de la vessie se vide).

On voit avec quelle précision on arrive par ce procédé à savoir exactement quels sont les points lésés du canal.

Mais avant d'entrer dans de plus grands détails sur ce sujet, voyons quels renseignements peut fournir le liquide qui a servi au lavage.

C'est par l'examen de ce liquide que l'on se rend le mieux compte des caractères de l'écoulement. Dans une blennorrhagie récente on a dans le premier verre un liquide entièrement trouble dans lequel on voit flotter de rares grumeaux qui sont très petits. Les verres suivants sont graduellement moins troubles et finissent par être clairs.

A mesure que l'on s'éloigne de la période aiguë, ces caractères changent. On ne trouve plus ce trouble blanchâtre, parfois considérable ; le liquide est plus clair, mais il contient des grumeaux assez nombreux et assez gros, et quelques filaments qui peuvent avoir 1 à 2 centimètres. Souvent on voit de ces grumeaux et de ces filaments dans plusieurs verres, mais l'eau de ces derniers est absolument claire.

Cet état correspond à l'époque de la blennorrhagie intermédiaire à la phase aiguë et à celle de déclin.

Quand on arrive à l'uréthrite ancienne, chronique, ou simplement en voie de guérison, le premier verre d'eau du lavage est le plus souvent très clair, mais il tient toujours en suspension des grumeaux et surtout des filaments qui peuvent avoir jusqu'à 6 centimètres, comme nous en avons observé plusieurs cas.

On suit donc pas à pas, pour ainsi dire, les caractères physiques que revêt successivement l'écoulement. On le voit au début tout à fait liquide, puis former de petits amas, de petits grumeaux, qui s'allongent à une période plus avancée et forment de longs filaments.

Il ne faut pas croire qu'il soit facile de faire sortir tous ces éléments du canal et surtout les derniers. Souvent, lorsqu'on croit le lavage complet, on voit apparaître un filament, et même dans le dixième, onzième verre. Il faut donc faire passer une grande quantité d'eau et retirer un peu et enfoncer alternativement le tube dans le canal, de façon à décoller ce qui pourrait rester fixé contre les parois.

En faisant le lavage comme nous venons de l'indiquer, on est certain d'avoir l'urèthre antérieur absolument propre. Que l'on fasse uriner le malade ensuite. L'urine jouera pour l'arrière-canal le rôle que l'eau a joué pour la portion pénienne. S'il y a uréthrite postérieure, on aura le premier jet trouble, dans la période aiguë, avec de petits grumeaux dans une période plus éloignée, et près de la guérison elle sera claire et contiendra avec des grumeaux quelques petits filaments. En somme, dans l'uréthrite profonde, les caractères de l'écoulement sont les mêmes que dans l'uréthrite antérieure. Un seul fait est à signaler, et il est en contradiction avec l'opinion généralement admise : les grands filaments se retrouvent toujours dans l'avant-canal à un moment donné et sont très rares dans l'arrière-canal.

C'est là un fait qui mérite de nous arrêter un instant. Tous les auteurs ont signalé la présence de ces filaments dans l'urine des blénnorrhagiens malades depuis longtemps ou en voie de guérison. Mais l'interprétation de ce

fait a toujours été défectueuse. On en fait un signe de
cowpérite, de prostatite; on les a donné comme venant
du rein, des tubes testiculaires et épididymaires. Mais un
point qui n'était pas discuté, c'est qu'on ne les rencontrait
quedans l'uréthrite profonde. Et, de fait, il était bien impossible de savoir leur origine, en faisant pisser le malade. M. Jamin lui-même donne ces filaments comme
signe constant d'uréthrite postérieure, et à l'appui de son
assertion, il produit une planche représentant leur structure histologique.

Ce fait seul suffit à montrer combien était insuffisant
le lavage qu'il faisait dans l'uréthre antérieur.

Ce que nous pouvons affirmer, sans nier l'existence
possible des lésions auxquelles on attribuait la produc-
tion de ces filaments, c'est qu'ils ne sont qu'une forme,
qu'une manière d'être de l'écoulement, et qu'on les rencontre dans l'avant-canal à la période indiquée, dans
l'arrière-canal rarement sous forme de longs filaments,
mais très fréquemment sous forme de grumeaux.

Il est bien impossible, en effet, que la prostate, etc.,
soient la source de ces filaments alors qu'on n'en trouve
que dans l'avant-canal. D'ailleurs, qu'ils viennent d'avant
ou d'après le sphincter, leur constitution histologique
est la même.

Nous avons examiné un très grand nombre de ces grumeaux et de ces filaments au microscope. Nous avons toujours constaté qu'ils étaient formés de mucus englobant
des globules de pus en quantité plus ou moins considérable et quelques cellules épithéliales. En un mot, nous
leur avons trouvé exactement la structure que M. Jamin
a dessiné dans sa thèse.

Ch. Robin s'est occupé de cette question et dit : « Dans
l'urine normale, on voit flotter au moment de la miction,
deux, trois, ou un plus grand nombre de filaments blanchâtres qui tombent lentement au fond du vase laissé en
repos. Ils ont 1, 2, 3 centimètres de long et 1 à 3 dixièmes
de millimètre de large. Ils sont constitués par du mucus,
ordinairement strié en long. Ils contiennent des leucocytes en quantité variable d'un sujet à l'autre. Ces éléments sont plus nombreux sur les individus qui ont eu
des blennorrhagies que dans les conditions contraires, et
les filaments sont plus blancs et plus abondants. »
Quant à leur origine, Ch. Robin dit : « Je me suis assuré,
que ces filaments simples ou ramifiés, sont formés de
mucus uréthral accumulé entre les plis de la muqueuse,
où il englobe des cellules épithéliales et des leucocytes, etc.
Sur l'homme on les trouve particulièrement, dans les plis
du golfe de l'urèthre, à la jonction des parties bulbaire
et membraneuse du canal. »

Les individus atteints de blennorrhagie ou qui sont gué-
ris depuis peu, apportent souvent à examiner des urines
qui contiennent plus de ces filaments que celles des sujets
dont l'urèthre est tout à fait sain. Ces derniers contiennent surtout un bien plus grand nombre de leucocytes
qui les rendent blanchâtres.

« La présence de ces filaments avec des leucocytes dans
l'urine des femmes, tant dans les conditions ordinaires
que dans l'état de grossesse, montrent qu'ils ne viennent
pas de la prostate ni des tubes séminaux. »

Ch. Robin dit que le lieu d'origine est le cul-de-sac
du bulbe, le cul-de-sac vaginal de l'homme comme l'ap-
pelle Guyon. C'est là un fait que nous avons souvent

constaté. En effet, en comprimant la verge entre deux doigts au niveau de sa racine, c'est-à-dire quelques centimètres avant le sphincter, et en pratiquant le lavage de la portion du canal restée libre, on amène des fragments de filaments mais tous très courts, en enfonçant le tube jusqu'au sphincter, on voit nager dans le liquide qui est sorti par le méat, les longs filaments.

Quant à ce fait qu'on trouve de ces filaments dans l'urine normale d'un homme n'ayant jamais eu la chaudepisse, nous le considérons comme très rare. Nous avons fait uriner uu grand nombre de personnes n'ayant jamais eu cette maladie, et nous n'avons jamais rencontré de ces filaments tandis que le fait est assez fréquent chez les anciens blennorrhagiens dont la lésion n'est pas absolument éteinte.

Nous serions même porté à considérer comme non guéries les personnes qui présentent ces filaments dans leur urine, et menacés de voir leur chaudepisse réapparaître à la suite d'un excès.

Donc, si l'on peut leur donner une signification dans la Blennorrhagie, ce sera celle d'uréthrites antérieures et anciennes, mais jamais on ne pourra affirmer qu'il n'y a pas lésion de l'arrière-canal, sans avoir fait le lavage.

Nous serons d'avis que puisque ces filaments se rencontrent dans l'urèthre antérieur dans l'immense majorité des cas, l'uréthrite chronique, siégera dans la même proportion dans le cul-de-sac du bulbe. On pourra trouver parfois l'urèthre postérieur malade dans ces cas, mais il ne le sera jamais seul. En effet, on ne peut pas concevoir un uréthrite postérieure sans lésion de l'avant-canal car il suffit que le malade pisse pour contagionner cette dernière région.

C'est du reste en harmonie avec ce que nous avons observé que l'uréthrite postérieure guérit la première.

La difficulté était d'attribuer à chacune des deux portions du canal la part qui lui revient dans une chaude-pisse aiguë ou chronique. Avec le lavage, comme le fait M. Aubert, elle n'existe plus, et l'on sait exactement où porter le remède.

Le malade est-il atteint de cystite ? On retrouvera le pus dans les urines avec les caractères que nous lui avons déjà reconnus. Mais si les filaments sont très rares dans l'urèthre postérieur, on n'en trouve pas dans la vessie. On n'y trouve que la forme du début, urine trouble, et ensuite les grumeaux en général plus petits que ceux de l'urèthre postérieur. Du reste, dans cette dernière lésion c'est le premier jet d'urine, après le lavage, qui contient le pus ; dans la cystite ce sont les dernières gouttes et dans la phase aiguë, l'urine est totalement trouble.

Tel est le procédé que nous a servi à l'examen de nos malades, et à l'aide duquel nous avons maintes fois reconnu des uréthrites postérieures et des cystites même récentes qu'aucun autre symptôme ne venait révéler, et cela s'applique surtout à l'uréthrite postérieure, simple, l'urine balayant l'arrière et l'avant-canal en même temps. Sur d'autres malades nous avons constaté la présence du pus dans l'urèthre postérieur, alors que cette lésion n'était accusée que par une épididymite. Inversement, nous avons observé des cas d'uréthrites postérieures constatées depuis quelque temps, où la fréquence des mictions et la douleur qu'elles occasionnaient pouvaient faire croire à

une lésion aiguë. Erreur où l'on serait tombé en faisant
uriner le malade, sans avoir pratiqné le lavage avant. Et
en effet, l'avant canal nettoyé, l'urine des malades était
limpide, l'uréthrite postérieure était guérie, il persistait
simplement de la douleur.

La lésion du canal profond se produit donc souvent et
même le plus souvent, mais elle est moins rebelle que
celle du canal antérieur, et avec notre moyen d'exploration on pourra toujours la reconnaître et la traiter convenablement.

PRONOSTIC

D'après ce que nous venons de dire l'uréthrite antérieure a par elle-même un pronostic bénin. Toutefois il
est à craindre qu'elle passe à l'urèthre postérieur ou à
l'état chronique.

Nous avons vu les causes d'uréthrite profonde. Quant
à l'état chronique il y a peut-être là, chez nombre de
sujets, une prédisposition. Le rhumatisme, la scrofule
agissent en ce sens. Pour l'uréthrite profonde et pour la
cystite, il y a en plus la diathèse tuberculeuse à redouter.

Guyon mentionne un signe de cystite tuberculeuse, ce
sont des hémorrhagies très légères survenant dans l'état
de santé à la fin des mictions, disparaissant et revenant
à quelque intervalle. Ce sont là des hématuries prémoni-
toires. Pour cet auteur, la tuberculose génito-urinaire
serait fréquente, et l'on devrait toujours y penser quand
le traitement n'améliore pas rapidement, et souvent même
c'est là la première manifestation de la diathèse.

Nous avons constaté plusieurs cas soit d'épididymite soit de la cystite tuberculeuses.

Quant à l'uréthrile postérieure chez un sujet sain, sa gravité diffère suivant qu'elle est compliquée, ou non, soit d'épididymite, soit de cystite. Guérissant vite quand elle est simple, elle peut, dans le second cas, être le point de départ de lésions graves de la vessie et du rein, d'abcès de la prostate, etc.

Enfin, l'uréthrite chronique affecte parfois le moral de ceux qui en sont porteurs, ce qui constitue une grave complication.

CHAPITRE V

Le traitement général est suffisamment connu ; nous n'insisterons pas. Au début, émollients, boissons délayantes, opiacés, prises de camphre et de bromure de potassium. Quand la période aiguë est passée, on prescrit les balsamiques.

Le traitement local, les injections, nous arrêteront davantage.

Et d'abord voyons l'injection dans l'urèthre antérieur seul. Nous ne parlerons que de leur manuel opératoire. Disons cependant que nos malades ont eu habituellement des injections au sulfate de zinc.

Le point important, c'est de pouvoir faire faire par les malades des injections qui ne puissent pas forcer le sphinter et puissent arriver jusqu'à lui.

Ces conditions sont remplies par le procédé de M. Aubert, et l'on peut dire qu'elles sont alors préventives de la lésion profonde, en permettant de guérir l'avant-canal complètement.

M. Aubert obtient ces résultats par l'emploi du tube de caoutchouc dont nous avons parlé à propos du lavage. Voici, du reste, comment il s'exprime lui-même à ce sujet [1] : « Le tube de caoutchouc, d'une longueur de 12 à 14 centimètres, est introduit dans le canal, comme nous l'avons déjà indiqué. « L'extrémité de la seringue usuelle en verre est alors fixée au bout libre du tube, et l'injection poussée dans le canal. Le liquide est ainsi porté près du fond de l'urèthre antérieur, et l'impulsion qu'il a reçue achève de le conduire jusqu'au-devant du sphincter uréthral. Mais comme le tube de caoutchouc ne remplit qu'une partie de l'urèthre, comme il a été expressément recommandé et enseigné au malade de laisser l'orifice du canal libre, de n'y exercer aucune pression et de ne pousser le liquide qu'avec modération, celui-ci ne peut acquérir une tension suffisante pour forcer le sphincter uréthral, et revient par le méat, quelle que soit la capacité de la seringue, après avoir balayé toute l'étendue du canal antérieur. »

« Il est bien entendu que ce petit procédé ne change rien aux indications habituelles des injections, et qu'il a pour unique but de rendre celles-ci à la fois inoffensives et plus efficaces. »

Ajoutons à tous ces avantages d'autres qualités non moins précieuses de ce mode d'injection : la facilité de se procurer le tube de caoutchouc et son bas prix qui le met à la portée de toutes les bourses, la simplicité

[1] *Lyon-médical* (10 février 1884).

d'exécution qui permet son emploi à toutes les intelligences.

On peut donc désormais confier sans crainte aux malades le soin de se faire eux-mêmes leurs injections dans l'urèthre antérieur. Ils atteindront tous le but sans le dépasser jamais ; aussi ne sommes-nous plus de l'avis de M. Jamin qui, dans sa remarquable thèse dit, des injections que : « La difficulté, sinon le danger de leur mode d'administration suffirait pour les faire rejeter. » Et c'est en effet la conclusion à laquelle il arrive : « En résumé, sauf dans des circonstances très exceptionnelles et où l'urèthre antérieur est seul malade, les injections doivent être rejetées, non pas surtout à cause de la substance qui les compose, mais parce que :

« 1° Leur mode d'action ne répond nullement à cette indication prédominante : la localisation du remède ;

« 2° Leur mode d'emploi pour être conforme aux régles précédemment tracées, est d'autant plus difficile, sinon dangereux, qu'on est pour ainsi dire forcé de le confier au malade lui-même. »

On pourra objecter au procédé de M. Aubert, que l'injection se faisant à canal ouvert, le liquide ne reste pas un temps suffisant en contact avec la paroi uréthrale. Il suffira, pour obvier à cet inconvénient, de pousser plusieurs seringues de liquide et de les pousser lentement.

On peut également, à l'aide du même procédé, pratiquer des injections pâteuses avec de la vaseline ou tout autre véhicule et un astringent, perfectionnant ainsi le procédé de M. Paillasson qui poussait ces injections au moyen des tubes d'étain où sont renfermées les couleurs des peintres.

Quoi qu'il en soit, comme le fait remarquer M. Aubert, ce procédé ne change rien aux indications des injections, et sur lesquelles nous croyons inutile de revenir ici. Mais il permet d'ajouter au traitement un puissant élément de succès consistant dans des lavages prolongés, dans des irrigations de l'urèthre antérieur.

Chez tous les malades à qui les lavages ont été faits dans le but d'arriver au diagnostic, il a été permis de constater une diminution de l'acuité des symptômes, et les patients eux-mêmes étaient les premiers à signaler ce fait. Cela tenait à ce que le lavage avait été long, et qu'une grande quantité d'eau tiède (souvent un litre) avait atténué l'inflammation du canal.

Ce résultat d'ailleurs, est un fait connu, et a été l'objet d'un mémoire de Serre sur le *Traitement de la gonorrhée par les courants d'eau tiède*[1].

Serre se servait d'une sonde de femme ou d'une sonde de gomme élastique d'un diamètre équivalent et qu'on coupait « pour la réduire à la longueur de quatre à six pouces, et l'entourer, près de l'ouverture centrale, d'un cordon, afin qu'elle ne s'enfonce pas trop dans le conduit ; il faut, dans tous les cas, qu'il y ait du jeu, afin que l'eau revienne dans le canal ». Cela fait, Serre place dans un bain de 27° le malade qui, muni d'une seringue qu'il remplit dans la baignoire, va pratiquer lui-même son irrigation de l'urèthre. Serre ajoute : « Dans les cas où la main serait tremblante, et que l'on en redoutât les secousses douloureuses,

____

[1] *Gazette médicale de Paris* (1830-1831).

on remplacerait la seringue par un clyssoir; j'ai la confiance et la certitude que cette machine hydrostatique
présente des avantages incalculables ». Ce bain doit être
d'une heure, et l'irrigation dure autant.

« Par l'application des courants continus », dit Serre,
« le canal se trouve balayé par une masse d'eau extraor-
dinaire. (La crainte que l'on avait sur le transport du pus
par l'effet de l'injection, devient maintenant chimérique.
Certes, le lavage continu est bien fait pour le détremper
et le mettre hors d'état de nuire.) Pendant une ou deux
heures, il n'est plus en rapport avec le pus âcre. Il est
donc évident que la gonorrhée est suspendue pendant tout
ce temps. Eh bien ! l'expérience le prouve, il suffit de
cette suspension totale ou partielle, rappelée quatre à cinq
fois en quatre à six jours, pour obtenir une guérison
complète ou amener cette maladie à un état chronique bien
plus aisé à dissiper que lorsqu'il est la suite d'une longue
résistance. »

De son côté le bain calme comme « un vaste cataplasme,
rend l'introduction de la sonde plus facile, paralyse l'irritation que peut occasionner son séjour, en la rendant
moins lourde, moins pesante. »

Il paraît étrange que ce mémoire ait passé inaperçu à
peu près. Toutefois, les résultats que nous avons obtenus
avec de simples lavages doivent faire prévoir tout le bien
que l'on peut retirer de ce mode de traitement, et **M.** Aubert se propose l'expérimenter en grand à l'Antiquaille,
soit avec de l'eau simple, soit avec un liquide médicament-
teux.

En remplaçant la sonde de femme ou de gomme élastique
qu'on est obligé de surveiller pour qu'elle ne s'enfonce

pas dans l'urèthre, par le simple tube de caoutchouc, que l'on ne peut pas faire pénétrer dans l'arrière-canal, on rend ce procédé de Serre beaucoup plus simple. On ne peut donc plus dire de lui avec l'auteur : « Ce moyen de traitement exige une certaine attention, il ne me paraît aujourd'hui applicable qu'aux malades *intelligents* et aisés, la classe pauvre ne pourra jamais y avoir recours. »

Ce projet a, du reste, reçu un commencement d'exécution qui, sans pouvoir donner de résultat certain, fait espérer qu'on en tirera des avantages. Toutefois, il faut constater que lorsque le courant d'eau passe depuis une demi-heure et même moins chez certains sujets, il provoque de la douleur. Peut-être y a-t-il alors gonflement et contact douloureux des parois uréthrales avec le tube de caoutchouc. Néanmoins les symptômes aigus sont notablement amendés.

Uréthrite postérieure. — Le traitement de l'uréthrite postérieure, le traitement local, ne devra jamais être confié au malade.

Il consiste indépendamment du traitement interne dans des instillations postérieures de nitrate d'argent, répétées tous les deux ou trois jours selon la méthode de Guyon.

On instille quelques gouttes d'une solution au 1/50 dans l'urèthre postérieur au moyen d'une bougie à boule de petit calibre.

M. Diday pratiquait déjà ce moyen de traitement. Mais il se servait d'une sonde à béquille, et, au lieu d'instiller quelques gouttes, il faisait une véritable injection d'un gramme ou deux de liquide.

Ce procédé était très mal supporté. Les malades ressentaient immédiatement un besoin de pisser violent qui persistait quelquefois plusieurs heures, provoquant de grandes souffrances. M. Diday raconte qu'il était obligé d'éloigner de la vue de ses clients tout vase ou cuvette, et de leur parler de choses puissamment intéressantes pour détourner le cours de leurs idées.

Ces inconvénients ne se présentent pas avec la méthode de Guyon, ou bien ils sont très affaiblis.

Cystite. — Dans la cystite, même aiguë, on pratiquera la même instillation que pour l'urèthre postérieur, on la fera seulement plus considérable. Sous cette influence, les symptômes s'amendent avec une prodigieuse rapidité et le premier calmé est la douleur.

On répètera cette manœuvre tous les 3 ou 4 jours jusqu'à guérison.

A l'intérieur, on donnera des balsamiques et des préparations d'opium, de belladonne, de jusquiame.

Ces moyens simples, employés avec persévérance réussissent le plus souvent. Lorsqu'ils échouent, on peut penser à la tuberculose.

Dans l'épididymite on emploiera l'appareil compressif de M. Horand sur lequel nous n'avons pas à insister ici.

CONCLUSIONS

Le sphincter interuréthral divise le canal de l'urèthre en deux portions parfaitement distinctes au point de vue fonctionnel.

Ce sphincter arrête momentanément la marche de la Blennorrhagie, mais parvient rarement à protéger les parties profondes du canal.

La Blennorrhagie limitée pendant toute sa durée à l'urèthre antérieur est rare.

Le véritable moyen pratique pour reconnaître quels sont les points du canal qui sont envahis est le lavage de l'urèthre antérieur suivi de la miction dans plusieurs verres.

En dehors de ce procédé, il est impossible d'arriver au diagnostic précis du siège des lésions du canal, et bien souvent même d'en soupçonner l'étendue.

L'uréthrite postérieure guérit habituellement plus vite que l'antérieure qui est à peu près la seule que l'on rencontre à l'état chronique sous le nom de goutte militaire.

En se servant du tube de caoutchouc pour faire les injections dans l'avant-canal, on est sûr d'atteindre toutes les parties qui doivent être touchées par le liquide et de ne jamais dépasser le sphincter.

OBSERVATIONS

Pendant les six mois que nous avons employés à faire cette thèse, nous avons recueilli, dans le service de M. Aubert, 111 observations de Blennorrhagie.

Nous n'en citons que 18, choisies parmi les plus nettes, les unes pour venir à l'appui de ce que nous avançons : on peut rencontrer des uréthrites antérieures avec mictions fréquentes et des uréthrites postérieures sans mictions fréquentes ; les autres présentant les symptômes classiques.

Dans le tableau ci-dessous, nous avons réparti nos 111 cas suivant les lésions qu'ils ont présentées.

		S'ACCOMPAGNANT DE		
		MICTIONS NORMALES	MICTIONS FRÉQUENTES	TOTAL
5 cas d'uréthrite antérieure seule.		2	3	5
103 cas d'uréthrites postérieures et antérieures	Sans complications.	5	21	26
	Avec épididymite (sans cystite).	8	21	29
	Avec cystite (sans épididymite).	5	37	42
	Avec cystite et épididymite. . .	2	4	6
TOTAL.		22	86	108
3 cas de mictions fréquentes, sans lésions constatées.		»	3	3
TOTAL.		22	89	111

Observation I

Uréthrite antérieure avec mictions fréquentes.

Vign..... Jean, 19 ans. Entré le 16 février 1884, pour une blennorrhagie première datant de un mois, survenue huit jours après le coït. Écoulement abondant, jaunâtre, tache le linge.

Miction normale, 4 le jour; 0 la nuit.

Miction actuelle, 6—0. Ne ressent aucune souffrance à aucun moment, mais au début, il a souffert tout le long du canal pendant toute la miction.

Lavage de l'urèthe antérieur : douze verres. Le premier trouble avec quelques petits grumeaux et filaments, les derniers tout à fait clairs. Il urine ensuite un verre et demi tout à fait clair. Instillation antérieure.

19 février. — Miction 6—0. Urine quatre verres et un fonds ; le premier est légèrement trouble et a de petits filaments, les autres sont très clairs. Pas de douleur, écoulement moindre.

21 févr. — Miction 8—1. Écoulement insignifiant.

23 févr. — Miction 10—1. Le malade a pissé il y a une heure et demi. Lavage de l'urèthre antérieur cinq verres, le premier trouble avec de petits grumeaux, les autres clairs, le dernier a deux ou trois très petits grumeaux, il urine ensuite deux verres et un fond tous clairs. Un petit grumeau dans le premier. Aucune douleur. Prostate indolente.

27 févr. — Miction 8—2. A pissé il y a deux heures. Lavage quinze verres, il urine ensuite quatre verres tous clairs. Pas de douleur.

28 févr. — Miction 6—2. Lavage dix-sept verres. Mêmes signes.

7 mars. — Il a pissé il y a trois heures, lavage antérieur cinq verres, le premier presque clair avec quelques grumeaux. Urine ensuite six verres et un fonds tous clairs, injection de vaseline dans l'urèthre antérieur.

20 mars.— Il a pissé il y a une heure. Miction : 6—2, non douloureuse. Lavage de l'urèthre antérieur, cinq verres, le premier a des grumeaux et des filaments multiples ; les autres sont clairs Il urine ensuite un fonds, un verre et un fonds tous clairs.

Le malade indiscipliné est renvoyé.

Observation II

Uréthrite chronique, antérieure, mictions plus fréquentes que normalement.

— Résumée —

Plaut... Jean. 22 ans. Entré le 29 janvier.

Il a eu une blennorrhagie il y a un an. Elle est, dit-il, tarie depuis cinq mois, cependant il croit qu'il en reste quelque chose, car il souffre au meat en finissant d'uriner.

Il urine devant nous, trois verres et demi ; un gros filament et de petits grumeaux dans le premier ; tout le reste est clair.

4 févr. — Il a uriné il y a quatre heures, lavage de l'urèthre antérieur, il ne sort que de très petits grumeaux muqueux, trans parents. Urine ensuite trois verres : deux petits grumeaux flottants dans le premier qui du reste est très clair, miction 4—2.

15 févr. — Miction 4—3. Il a pissé il y a deux heures et demi, lavage de l'urèthre : quatre verres. A peine quelques petits grumeaux daus le premier. Il pisse ensuite deux verres et un fond tous très clairs, sans rien tenir en suspension. Ce malade n'éprouve aucune douleur, plus d'écoulement.

1er mars. — Miction 5—1. Il a pissé il y a deux heures, ne constate plus d'écoulement ; lavage de l'urèthre antérieur, cinq verres qui sont tous très clairs, deux petits grumeaux dans le premier ; urine ensuite deux verres et demi très clairs.

Observation III

*Uréthrite aiguë antérieure. — Uréthrite postérieure et cystite,
sans mictions fréquentes.*

Che..... Raphaël, 15 ans. Entré le 12 février 1884.

Blennorrhagie première datant de douze jours. Écoulement
jaunâtre, abondant ; douleur pendant la miction persistant quelques
secondes après et au gland. Miction 4—0. Lavage de l'urèthre antérieur, est un peu douloureux au début ; le premier verre est lai-
teux avec de petits grumeaux, il reste encore de fines granulations dans le dernier verre. Prostate légèrement sensible au toucher. La douleur pendant le lavage était au gland et s'irradiait
dans l'aine gauche ; il urine ensuite un fond de verre très trouble.

15 févr. — Miction 4—1. Lavage sept verres, urine ensuite
deux verres et un fonds, le premier est très trouble, les autres un
peu moins.

21 févr. — Miction 3—1. Écoulement toujours abondant, le
malade a pissé il y a huit heures et demi, lavage quinze verres,
le premier très trouble avec grumeaux, le deuxième clair et
quelques grumeaux flottants, le tube sort du canal, on le réintroduit et le dixième verre contient deux grumeaux. Urine ensuite
avec des interruptions et des arrêts, plus de quatorze demi-verres ;
le premier est sensiblement plus trouble que les autres, et les
dernières gouttes sont très troubles. Il a uriné en tout neuf cents
grammes d'urine d'une seule fois.

27 févr. — Miction 3—1. Il a pissé il y a 4 heures, lavage
quatre verres, urine ensuite neuf grands verres (six cents grammes
d'urine), tous un peu troubles, les deux premiers ont des grumeaux.

1er mars. — A pissé il y a sept heures, écoulement blanc assez
abondant. Miction 3-1, lavage quatorze verres ; le premier très
trouble, le neuvième et le douzième ont quelques grumeaux.
Urine ensuite cinq verres et un fonds, tous légèrement troubles, le

premier plus que les autres, le fond plus trouble aussi. Souffre tout le temps de la miction vers le gland.

Ce malade a été mis hier au traitement par l'irrigation continue dans un bain de deux heures environ ; dix-huit litres d'eau tiède ont passé dans son urèthre antérieur, après une heure et demie d'irrigation il ressent un peu de cuisson du canal, après ce bain il n'a pas souffert en urinant (un quart-d'heure après), et se trouve soulagé.

7 mars — Miction 4—0. L'écoulement abondant. Lavage quinze verres, le premier trouble, urine ensuite un demi-verre et un fonds, le premier est trouble et a plusieurs grumeaux, le deuxième l'est moins.

22 mars. — A pissé il y a trois heures. Écoulement insignifiant. Lavage, quatre verres, le premier est un peu opalin avec de petits grumeaux ; les autres sont clairs ; il urine ensuite quatre verres et un fonds tous clairs, pas d'albumine. État général bon. Miction : 5—0, sans douleur. Le malade sort.

Observation IV

Uréthrite antérieure, postérieure, épididymite,
sans mictions fréquentes.

Cuyo..... Gilbert, 28 ans. Entré le 2 février 1884, pour une blennorrhagie première, datant d'un mois (1er janvier 1884). A la suite d'injections faites pendant dix jours avant de venir à l'hôpital, le malade vit son écoulement cesser. Le 24 janvier, deux ou trois jours après avoir cessé ces injections, il ressentit une douleur dans le testicule droit qui gonfla. Actuellemest l'épididyme droit est très volumineux et douloureux. Miction 1—1. Il affirme n'avoir jamais uriné souvent; au plus 2 fois le jour et 2 fois la nuit. Écoulement non constaté, trois à quatre petits grumeaux dans la première urine.

5 févr. — Urine deux demi-verres et un fonds : Un grumeau filamenteux dans la première urine ; injection avec le tube de caoutchouc.

9 févr. — Miction 4—0. Sans douleur.

11 févr. — Miction 5—0. Lavage de l'urèthre antérieur huit verres, petits grumeaux et filaments dans le premier ; urine ensuite deux verres, un petit filament et quelques rares grumeaux dans le premier qui du reste est très clair.

16 févr. — Miction 4—0. Pas d'écoulement.

23 févr. — Miction 5—2.

27 févr. — Miction 4—0. A pissé il y a quatre heures, lavage trois verres, le premier a de longs filaments, les autres sont clairs, urine ensuite sept verres tous très clairs.

Noyau épididymaire indolent et petit.

28 févr. — Miction 5 - 0. A pissé il y a quatre heures, lavage cinq verres, le premier un peu louche à grumeaux multiples, les derniers clairs, urine ensuite trois verres et un fond tous clairs, deux ou trois petits filaments dans le premier.

5 mars. — Miction 5—0. Lavage cinq verres, le premier trouble avec petits grumeaux, urine ensuite cinq verres tous très clairs.

Il ne reste donc que de l'uréthrite antérieure, noyau épididymaire, petit, indolent. Le malade sort.

Observation V

Uréthrite antérieure, postérieure, cystite,
sans mictions fréquentes.

Lav..... François, 25 ans. Entré le 26 février 1884.

Blennorrhagie première il y a sept ans, ayant duré quatre mois et bien guérie depuis.

Blennorrhagie deuxième datant de quinze jours et survenue huit jours après le coït. Douleur dans la verge pendant la miction qui est de 4—0 normalement, actuellement de 6—0.

Lavage : trois verres, le premier trouble avec de petits grumeaux. Il urine ensuite trois verres et un fonds, tous troubles ; le premier très trouble avec grumeaux multiples.

27 février. — Miction 5—0. Lavage : quatre verres ; le premier trouble sans grumeaux, les autres clairs ; il urine ensuite deux demi-verres et un fonds ; le premier bien plus trouble avec grumeaux ; le deuxième plus clair sans grumeaux ; les dernières gouttes plus troubles. La miction est un peu douloureuse dans la verge, pendant le passage de l'urine et va en diminuant. Pas de douleur après la miction.

Interrogé avec soin, le malade dit que, lors de l'invasion de sa blennorrhagie, il a ressenti un peu de douleur au périnée en pissant, douleur qui persistait quelques secondes après la miction. N'a jamais pissé plus souvent que 6—0.

28 févr. — Miction 6—1. Écoulement et douleur moindre ; a pissé il y a trois heures ; lavage six verres, le premier trouble à petits grumeaux, les derniers clairs ; il urine ensuite deux verres et un fonds, le premier plus trouble aux petits grumeaux, les autres ne sont pas parfaitement clairs, et le fonds est nettement trouble. Prostate indolente.

7 mars. — Miction 8—1. Le malade ne souffre plus du tout. Parfois simplement un peu de cuisson au bout de la verge en commençant de pisser. Lavage six verres : le premier trouble et beaucoup de grumeaux, il urine ensuite trois verres et un fonds, tous un peu troubles, le premier a quelques grumeaux, les autres des granulations flottantes.

12 mars — Le malade est sorti hier.

Observation VI

*Uréthrite antérieure, postérieure avec épididymite
et cystite légère, sans mictions fréquentes.*

Mach....., Joseph, 20 ans. Entré le 30 janvier 1884.

Blennorrhagie première en novembre 1882, qui dura deux mois.

Blennorrhagie deuxième, datant de trois mois, survenue cinq jours après le coït.

Il y a quinze jours (c'est-à-dire le quinze janvier), il se fit une injection; l'écoulement parut arrêté, huit jours après (vingt-deux janvier), coït, et le vingt-sept janvier l'écoulement reparaît, en même temps qu'une épididymite droite.

Miction 3—0. Pas de douleur en urinant. Il affirme qu'il ne s'est jamais levé la nuit pour uriner et n'a jamais uriné plus de cinq à six fois par jour et cela dans les jours qui ont précédé son injection. Écoulement blanchâtre abondant, noyau épididymaire peu volumineux, mais empêchaut le travail.

4 février. — Miction 3—1. Il urine un demi-verre et deux fonds, tout est trouble, la fin l'est un peu plus.

7 févr. — Miction 4—1. Lavage : premier verre trouble avec grumeaux, le dernier a encore quelques granulations. Urine ensuite trois verres et demi, le premier sensiblement plus trouble que les suivants qui sont presque clairs, mais pas absolument.

18 févr. — Miction 4—1. (Le malade a pissé il y a une heure). On constate encore un léger écoulement. Lavage quatre verres, le premier légèrement trouble avec petits filaments, le deuxième plus clair, les autres très clairs. Urine ensuite trois quarts de verre, et un fonds. Le premier est légèrement trouble avec de petits grumeaux ; le deuxième est plus clair aussi que le premier mais un peu trouble. Noyau épididymaire petit, indolent ; pas de douleur en pissant. Le malade sort.

Observation VII

Uréthrite antérieure de deux mois, guérison appparente ; un mois après. — Épididymite développée sous l'influence de boissons, pas de mictions fréquentes.

Mar..... François, 33 ans. Entré le 18 janviea 1884.

Blennorrhagie première à dix-huit ans, avec épididymite.

Blennorrhagie deuxième il y a trois mois, bien guérie depuis un mois. Épididymite droit datant de cinq jours seulement sans cause connue. Le malade raconte qu'il avait bu il y a quinze jours et qu'il avait tout de suite après ressenti de petites douleurs dans le testicule ; mais il avait continué son travail, aujourd'hui la douleur est grande et la marche impossible. Miction 4—0. A aucun moment il n'a eu la miction plus fréquente.

23 janvier. — Miction 3—2. Il a pissé il y a cinq heures. Il a été purgé hier et attribue l'augmentation de ses mictions, à l'augmentation du nombre de selles ; il urine cinq verres, le premier un peu trouble, petits grumeaux multiples et un filament un peu gros. Cependant il y a plus d'un mois que le malade ne constatait plus d'écoulement, pas de goutte matinale, pas de douleur, rien.

Prostate légèrement sensible au toucher.

26 janv. — Miction 3—1. Pas de douleur. Noyau épididymaire un peu sensible. Le malade sort.

Observation VIII

*Uréthrite antérieure, postérieure avec épididymite,
sans mictions fréquentes.*

Meis..... Pierre, 22 ans. Entré le 2 février 1884.

Blennorrhagie première datant d'un mois. Le vingt-quatre janvier l'épididyme droit devient gros et douloureux, le malade n'a fait aucune espèce d'excès de travail, ni de boisson, ne s'est pas fait non plus d'injection. Miction 3—0, pas de douleur.

Le malade n'a jamais eu la miction fréquente pendant la première semaine de sa blennorrhagie ; il a eu 5 ou 6—0. Quelques jours avant l'invasion de son épididymite, il ne sentait plus aucune douleur, et se croyait bien guéri.

7 février. — N'a pas pissé depuis six heures du matin (quatre heures), lavage : Il sort des grumeaux filamenteux, il urine ensuite deux verres et demi, le premier plus trouble et avec de petits grumeaux ; le deuxième plus clair ; le dernier plus trouble, pas de douleur en urinant.

11 févr. — Miction 3—1. Aucune douleur, a pissé il y a trois heures, il n'y a aucun écoulement.

Lavage : liquide trouble avec petits grumeaux, le malade urine ensuite un plein verre qui n'a que de petits grumeaux et n'est pas absolument clair. Le malade sort.

Observation IX

Uréthrite antérieure et postérieure.—Rhumatisme, persistance de la première et guérison de la postérieure.

— Résumée —

Quét... Charles, 22 ans. — Entré le 15 janvier pour une blennorrhagie première datant de 4 mois. — Écoulement très faible. Miction normale 4—1. Actuelle : 4—2. Pas de douleur en pissant. Canal indolent à la palpation. Il y a un an, cet homme fit un séjour de quatre semaines au lit pour des douleurs articulaires rhumatismales. Actuellement, il a des douleurs dans les deux talons et léger gonflement douloureux des deux articulations tibio-tarsiennes, datant de deux mois. Douleur à la pression sur le talon, assez vive à la région médiane; léger prurigo généralisé datant de quelques semaines.

Ce malade urine facilement deux verres et quart, long filament de 5 centimètres dans le premier et quelques petits grumeaux flottant, le reste clair.

4 février. — Miction 4—2. A pissé il y a 2 heures. Le lavage de l'urèthe antérieur ramène quelques filaments. Le malade urine 3 verres, le premier a 4 à 5 petits filaments, le reste est clair.

15 févr. — Miction 4—2. Aucune douleur, pas d'écoulement constaté. — Lavage 5 verres : très petits grumeaux dans le premier, les autres absoluments clairs. Urine ensuite un verre et un fonds; le verre contient plusieurs grumeaux et un filament ; le fond est clair. Instillation de quelques gouttes d'une solution de nitrate d'argent au 1/50 dans l'urèthre postérieur.

23 févr. — Miction 4—1. Le malade a pissé il y a 2 heures. Pas d'écoulement. Lavage 4 verres, tous clairs. Dans le premier

quelques petits grumeaux transparents. Urine ensuite 3 verres
et un fonds bien clairs.

Les douleurs rhumatismales persistent ; les deux talons son
toujours douloureux à la pression.

Observation X

*Mictions fréquentes. — Symptômes inflammatoires
très faibles.*

Bell... Victor, 29 ans. Entré le 12 février 1884. Blennorrhagie
première en 1879 ; 2 mois après épididymie double. Il fut traité à
l'Antiquaille à cette époque avec des injections au nitrate d'argent faites au moyen d'une sonde.

Puis la miction devint douloureuse et sanguinolente.

Actuellement miction 10—3. Douleurs à la fin avec ténesme
vésical et anal.

Lavage de l'urèthre antérieur : un tout petit filament insignifiant
dans le premier verre, quelques rares granulations dans le second.
Il urine ensuite un demi-verre à peine qui est clair et ne contient
que de très rares granulations.

La prostate présente une très légère sensibilité à la pression à
gauche et à droite. (On a prescrit 12 capsules de térébenthine,
bains sulfureux.)

21 février. — On supprime la térébenthine, on donne 6 pilules
de 0,05 d'extrait de belladone. Bain simple. L'urine est claire.

27 févr. — Miction 20—8. Il ne souffre qu'en finissant de pisser ; urine un demi-verre clair. Instillation vésicale.

29 févr. — Miction 8—16. Le ténesme vésical existe toujours,
plus violent à la suite de fatigue. Une bougie n° 22 passe facilement, donc pas de rétrécissement. Le malade urine trois fonds de
verre tous légèrement troubles, le premier et le dernier plus que
le 2e. Au fond de chaque verre on constate la présence de 5 à 6
petites boules irrégulières demi-transparentes comme un grain
cuit de sagou. Au microscope on constate que c'est de la fibrine.
Le malade sort.

Observation XI

Uréthrite postérieure (Symptômes ordinaires).

Nicol... Achille, 43 ans. — Entré le 30 janvier 1884. En 1870, blennorrhagie première avec épididymite. Depuis huit jours il est atteint d'une blennorrhagie deuxième survenue 5 jours après le coït. Écoulement purulent abondant. Douleur avant et pendant la miction exaspérée à la fin, le long de la verge et au bout.

Miction 14—8. C'est depuis 3 ou 4 jours seulement qu'il pisse aussi souvent, il attribue cela à ce qu'il a fait un long chemin à pied ; il vient en effet de Blois à Lyon à pied et a marché pendant 3 semaines. La prostate est sensible à la pression dans tous les points. Le canal est sensible à la palpation depuis la racine des bourses au méat.

2 février. — Miction 8—6. Douleur moindre, sous la verge tout le temps de la miction ; les dernières gouttes sont douloureuses, et alors il y a une vive douleur au méat. Écoulement très diminué, il urine 2 verres et demi. Le premier légèrement trouble avec petits grumeaux, le reste clair ; ni sucre, ni albumine. L'urine se colore légèrement par l'acide nitrique.

4 févr. — Miction 6—8. Souffre à peine. Écoulement moindre.

5 févr. — Miction 8—6. Urine 4 demi-verres, le premier a quelques granulations flottantes, les autres sont clairs... (Instillation postérieure). Spasme au passage du sphincter uréthral. Du reste, pendant que le malade pisse, il y a des sortes d'arrêts brusques dans l'émission de l'urine.

7 févr. — Miction 6—4. Lavage. Quelques petits grumeaux dans le premier verre, pas de douleur en urinant ; il urine après lavage, 5 verres, le premier très légèrement trouble avec de fines granulations, les autres très clairs.

9 févr. — Miction 5—3.

11 févr. — Miction 5—3. Plus de douleur, le lavage fait sortir quelques petits filaments, l'urine ensuite est très claire. Le malade sort.

Observation XII

Uréthrite antérieure et postérieure (Symptômes ordinaires).

Roll... Eugène, dix-neuf ans, entre le 9 février 1884. Blenror-
rhagie première, il y a sept mois, paraissant guérie complètement. Il y a deux mois et demi, deuxième blennorrhagie, apparue
quinze jours après le coït. Miction normale 4—0, actuelle 20—1.

16 février. — Miction 8—3. — On ne constate presque pas
d'écoulement, aucune douleur. Lavage : quatre verres, il y a
encore de très rares et fins grumeaux dans le premier. Il urine
cinq verres. Le premier est très légèrement trouble avec de petits
grumeaux multiples, les autres sont clairs sans grumeaux. Le
dernier est très clair.

23 févr. — Miction 6—3. — Le malade ne souffre pas.
Lavage six verres. Le premier est opalin avec de petits grumeaux.
les autres sont clairs, mais ont de petites granulations flottantes.
Il urine ensuite trois verres et un fonds; le premier a quelques
grumeaux et est légèrement louche. Les autres sont clairs.

28 févr. — Miction 4—3. — Pas de douleur, pas d'écoulement.
Il a pissé, il y a trois heures et demie. Lavage quatre verres; le
premier, un peu louche a de petits filaments; ce dernier a encore
de très fins grumeaux. Il urine ensuite cinq verres; le premier a
de très petits grumeaux, mais est clair. Le malade, indiscipliné,
est renvoyé.

Observation XIII

Uréthrite antérieure et postérieure aiguë. — Cystite.
(Symptômes ordinaires).

Pell... Joseph, vingt-cinq ans, entre le 2 mars 1884. Blennor-
rhragie première datant de cinq semaines, et survenue deux jours
après le coït. Le malade suivit au début un traitement que lui
indiqua le pharmacien (injection et copahu).

La miction normale est 4—0 ; actuellement elle est de 10—5. Douleur en urinant. Surtout à la fin et dans les minutes qui suivent. Sang dans les dernières gouttes. Écoulement abondant (comme le malade venait d'uriner ou n'a pas exploré le canal). Instillation vésicale.

4 mars. — Miction 8—9, a pissé, il y a une heure. Lavage sept verres ; le premier est trouble avec petits grumeaux, les autres clairs. Prostate sensible un peu partout. Urine ensuite un verre et demi tous troubles, le premier davantage. Mais il a moins souffert en pissant surtout à partir de ce matin. Plus de sang dans l'urine (Instillation vésicale).

5 mars. — Miction 9—3. A pissé, il y a trois heures et demie. Lavage deux verres, le premier moins trouble qu'hier ; le deuxième troublé par un jet d'urine que le malade a lâché involontairement et qui empêche l'exploration. Urine ensuite quatre verres tous troubles.

6 mars. — Lavage dix verres. Urine ensuite quatre verres. Le premier jet d'urine est nettement purulent et le premier verre a un flot de pus qui se précipite immédiatement au fond, les autres verres sont tous troubles.

7 mars. — Miction 7—7. A souffert beaucoup en urinant et pendant cinq minutes après avoir fini. Urine trois verres et demi tous très troubles (Instillation postérieure et vésicale).

9 mars. — Miction 16—10. — Souffre en urinant. Douleur persistant deux ou trois minutes après la miction. Les dernières gouttes sont sanguinolentes (Instillation vésicale qui soulage beaucoup).

Observation XIV

Uréthrite antérieure, postérieure, cystite.
(Symptômes ordinaires).

Roll..... Alfred, 17 ans. Entré le 15 février 1884.
Blennorrhagie première datant de six jours, survenue trois

jours après le coït. Écoulement abondant, jaunâtre. Douleur avant, pendant, et après la miction, à la fosse naviculaire.

Miction habituelle : 2—0 ; actuelle : 3—0.

Lavage, neuf verres. Le premier très trouble ; les derniers clairs. Le malade n'avait pas pissé depuis la veille, 7 heures du soir, il ne peut pisser sans, du reste, en éprouver un besoin bien pressant. Prostate indolente, nullement augmentée de volume.

Il ne peut uriner immédiatement après le lavage, mais une demi-heure plus tard, il urine, un fonds de verre assez trouble ; un second fonds est un peu plus clair (Il dit que la douleur au bout du canal lui coupe l'envie de pisser).

18 février. — Pisse facilement, miction, 6—0. Légère douleur pendant la miction, mais pas après.

19 févr. — Lavage, dix verres. L'avant-dernier verre n'a que de très petites granulations. Urine ensuite six verres et un fonds, tous clairs, quelques granulations flottantes dans quelques-unes ; les dernières gouttes ont quelques petits grumeaux.

Miction 7—0. Il souffre bien moins.

28 févr. — Miction 8—2. Légère douleur en pissant, cessant avec la miction ; a pissé il y a trois heures. Lavage sept verres ; l'avant-dernier et le dernier ont encore de gros grumeaux ; urine, trois fonds de verre, tout troubles ayant tous de petits grumeaux.

1ᵉʳ mars. — Le malade prend un bain de deux heures pendant lequel il se fait une irrigation continue de l'urèthre antérieur. Il a pissé deux fois dans le bain et après lui, sans souffrir ailleurs qu'un peu à la fosse naviculaire, tandis qu'avant l'irrigation, il éprouvait de la cuisson tout le long du canal. Tout cela est actuellement moins fort et limité au gland. L'irrigation du canal a été de 16 litres d'eau tiède. (10 cap. térébenth.)

7 mars. — Miction 8—1. Pas de douleur en pissant, écoulement très peu abondant. Il a pissé il y a quatre heures.

Lavage, cinq verres. Le premier trouble à grumeaux multiples, le dernier bien clair. Urine ensuite un verre et demi, troubles ; le premier a quelques petits grumeaux et filaments.

8 mars. — Miction 8—1. Ecoulement presque nul ; plus de douleur à la miction.

Dans le liquide du lavage, on ne trouve que quelques grumeaux dans un liquide légèrement trouble. L'urine est légèrement trouble dans le premier verre, et le fonds n'est pas parfaitement clair. Le malade sort de l'hôpital.

Observation XV

Uréthrite postérieure, cystite (Symptômes ordinaires).

Larid..... Joseph, 27 ans. Entré le 29 janvier 1884.

Blennorrhagie première au mois d'août. Le malade dit qu'au bout de deux mois, elle paraissait guérie, sauf qu'il avait gardé un peu de prurit en urinant et que l'urine n'était jamais redevenue absolument claire.

Il y a quinze jours, il fit des excès de boissons et de masturbation.

La miction est 5—6. Il vient parfois un peu de sang à la fin.

Douleur au périnée et au bout de la verge en finissant d'uriner et après. Le malade urine un verre et quart et un fonds ; tout est trouble ; le fonds l'est plus. Grumeaux dans le premier verre.

La prostate n'est ni grosse ni dure, mais sensible au toucher dans tous les points. Douleur en allant à la selle (Instillation postérieure et vésicale).

31 janvier. — Miction 4—3. Le malade a été soulagé.

1er février. — Mêmes symptômes qu'à l'entrée (Deuxième instillation vésicale).

4 févr. — Il dit avoir été soulagé depuis l'instillation, et n'avoir plus souffert en urinant ou beaucoup moins. Dit avoir mal aux reins depuis deux jours. Il urine trois verres et demi ; tout est trouble, les dernières gouttes le sont un peu plus ; léger trouble à l'acide nitrique ; le pus suffit à l'expliquer. Quelques grumeaux dans la première urine.

9 févr. — Miction 8—8. Instillation vésicale.

15 févr. — Miction 4—2. Douleur nulle à la miction. Lavage :

très fins filaments dans le premier verre. Urine ensuite, deux verres et un fonds, le premier bien plus trouble ; le deuxième et le fonds, moins. Quelques petits grumeaux dans le premier. Prostate sensible à la pression dans toute son étendue.

22 févr. — Miction 4—1. Pas de douleur à la miction. Il a pissé il y a quatre heures. Lavage, quatre verres, long filament de 6 centimètres dans le premier, le reste clair. Urine ensuite cinq verres, tous assez uniformément troubles, sans grumeaux. Pas d'albumine.

28 févr. — Miction 6—5. Depuis hier seulement : douleur dans la verge en finissant de pisser et persistant un peu après (Instillation vésicale).

29 févr. — Miction 7—4. A moins souffert. Lavage, gros filament échevelé de 5 centimètres dans le premier verre ; les quatre autres clairs. Le malade urine ensuite deux verres et demi ; le premier sensiblement plus trouble avec petits grains flottants nombreux. Un peu d'albumine que le pus suffit à expliquer.

7 mars. — Miction 6 — 3. Douleur insignifiante en finissant de pisser, et sensation de chaleur après la miction. Lavage, trois verres, tous clairs. Le premier a deux longs filaments presque transparents. Le malade a pissé il y a quatre heures, il urine quatre verres tous troubles, le premier a de plus une série de grumeaux (Instillation postérieure et vésicale).

31 mars. — Aucune douleur, miction facile ; aucun écoulement constaté. A pissé il y a trois heures. Lavage : cinq verres, tous clairs ; le premier a un ou deux filaments échevelés presque transparents ; les autres sont clairs. Il urine ensuite un fonds et deux verres très clairs. Prostate légèrement sensible. Ces filaments examinés au microscope ne contiennent pas de pus, mais des éléments granuleux, des cellules épithéliales et, en quelques points, d'assez nombreuses spermatozoïdes.

Observation X VI

*Uréthrite antérieure, postérieure, cystite (Symptômes
ordinaires).*

Soul... Gabriel, 30 ans. Entré le 18 février 1884.

Blennorrhagie première, datant de trois ans. Écoulement abondant au début, la miction était alors 15—3, tandis qu'avant elle
était de 3—0. A la suite de cette blennorrhagie le malade con-
serva une goutte militaire. Marié depuis deux ans. Depuis trois
semaines cette goutte est revenue à l'état aigu. Écoulement
actuellement assez abondant, jaune, purulent ; douleur peu vive
pendant la miction à la verge et au périnée. Miction 6—2.

Le malade raconte qu'il y a huit jours il a pissé un peu de sang
en finissant.

Lavage facile et complet : dix verres, le premier trouble avec
des grumeaux, les derniers très clairs. Il urine ensuite deux
verres et un fonds ; tout est trouble ; le premier un peu plus.

21 février. — Miction 6—2. Sensations de brûlure moins
forte ; écoulement un peu moindre ; a eu cette nuit une miction
au lit en dormant, cela ne lui était jamais arrivé.

22 févr. — Miction 6—2. Le malade a pissé il y a une heure et
demie ; il souffre un peu moins pendant et à la fin de la miction.
Lavage six verres ; le premier trouble à grumeaux ; les autres
clairs, mais ayant tous de petites granulations. Il urine ensuite
trois verres et un fonds ; le premier plus trouble et filaments
multiples. Les autres verres deviennent progressivement moins
troubles, mais ils le sont tous.

25 févr. — Le canal est bien moins sensible ; la miction est
encore douloureuse pendant et à la fin.

29 févr. — Miction 6—2. Souffre moins ; léger écoulement
blanchâtre ; légère douleur pendant et à la fin, mais pas après.
Il a pissé il y a quatre heures. Lavage six verres ; le premier a
une série de petits grumeaux, mais est presque clair. Urine en-

suite trois verres bien clairs ; le premier a quelques granulations flottantes.

7 mars. — Miction 6—2. A pissé il y a quatre heures. Léger écoulement, légère douleur pendant et. à la fin de la miction et presque insignifiante tout le long de la verge. Lavage de l'urèthre antérieur, six verres ; le premier un peu trouble à grumeaux et filaments multiples ; les autres clairs sauf quelques fines granulations. Urine ensuite cinq verres qui sont presque entièrement clairs, mais ont quelques granulations flottantes.

31 mars. — Le malade sort. Il ne reste qu'un peu d'uréthrite antérieure ; pas de postérieure, ni de cystite.

Observation XVII

Uréthrite antérieure, postérieure avec épididymite
(Symptômes ordinaires).

Dev... Jacques, 27 ans, entre le 26 janvier 1884. Première Blennorrhagie légère et de courte durée, il y a quatre ans. Blennorrhagie deuxième datant d'un mois. Écoulement blanchâtre peu abondant. Epididymite depuis six jours. Le malade attribue cette complication à un effort fait en déchargeant un sac de 125 kilog. Il sentit alors une douleur vive dans les bourses, et dans la nuit suivante, le tecticule a grossi. Miction 10—8, non douloureuse. A l'état normal le malade pisse assez souvent et se lève une ou deux fois la nuit. Canal indolent à la palpation, n'a jamais pris d'injection.

1er février.— Fièvre depuis hier soir T. R. 39,5. Ce matin douleur dans les deux genoux. Il a déjà eu, il y a un an, une attaque de rhumatisme articulaire, *a frigore ;* pas de gonflement des genoux.

(Salicylate de soude : 6 grammes).

2 févr.— T. R. 37,9. Il souffre moins et peut remuer les genoux qui restent douloureux. Mais il ne présentait pas de gonflements.

6 févr. — Miction 6—2, pas de douleur, pas d'écoulement.

11 févr.—Miction 6—3. Lavage trois verres, petits grumeaux dans le premier et un menu filament. Urine ensuite deux verres; petits grumeaux dans le premier; le reste clair.

16 févr. — Miction 6—6, pas de douleur, pas d'écoulement. Noyau épididymaire petit, indolent.

19 févr. — Miction 6—6, noyau épididymaire petit. Le malalade sort.

Observation XVIII

Uréthrite antérieure, devenue postérieure avec cystites dans le service même (Symptômes ordinaires).

Buch .... Nicolas, 19 ans. Entré le 19 février 1884.

Blennorrhagie première datant de cinq jours et survenue cinq jours après le coït. Écoulement jaunâtre, tachant le linge.

Miction 4—0. Elle est suivie de douleurs qui passent au bout de quelques secondes.

La miction normale serait de 2—0.

Lavage quatorze verres, le dixiè me après quelques verres clairs et de gros grumeaux ; le dernier en a aussi un gros.

Il urine ensuite quatre verres clairs comme de l'eau ; le premier n'a rien, les autres et quelques gouttes du fonds ont de très pet.ts grumeaux. Prostate sensible à la pression à gauche et pas à droite (instillation antérieure).

21 février. — Miction 2—1. Le malade n'a pissé hier qu'à quatre heures du soir et a eu un peu de sang à la fin qui a laissé uhe trace sur sa chemise, ce sang est venu sans douleurs et a même produit une sensation de soulagement à la fin de la miction. Pas la moindre douleur, écoulement très diminué.

23 févr. — Le malade a pissé il y a trois heures, il a ressenti à ce moment une très légère douleur pendant deux secondes après la miction. Miction 3—1. Lavage : quatre verres et un fonds, le premier trouble avec de petits grumeaux ; les autres à peu près clairs et le dernier tout à fait clair. Il urine ensuite six verres et un fonds, tout est bien clair ; le fonds a quelques petites granulations.

28 févr. — Miction 4—2, avec légère douleur pendant et à la fin. Écoulement blanc assez abondant. Il a pissé il y a quatre heures. Lavage : cinq verres, le premier trouble à grumeaux multiples ; les autres clairs. Urine ensuite deux verres et un fonds, le premier verre a de très petits grumeaux, le second plus clair, le fonds plus trouble. Pas d'albumine.

7 mais. — Miction 3—2. Une légère douleur pendant et après, écoulement jaunâtre, mais abondant. Il a pissé il y a quatre heures. Lavage : six verres, le premier trouble avec grumeaux multiples, les derniers clairs. Urine ensuite trois verres et un fonds, tous troubles ; le premier seul a de petits grumeaux multiples. Prostate indolente.

2 avril. — Miction : 5-1. A pissé il y a trois heures. Lavage six verres, le premier louche avec quelques grumeaux et filaments. Il urine ensuite quatre verres et un fonds ; le premier fonds est clair avec quelques petits grumaux, le reste clair, le fonds est légèrement trouble.

BIBLIOGRAPHIE

DIDAY. — *Annuaire de la syphilis et des maladies de la peau*, 1858.

ROLLET. — Mémoire sur les rétrécissements commençauts de l'urèthre, *Gazette hebdomadaire de Médecine et de Chirurgie*, 1854.

CH. DEBIERRE. — *Développement de la vessie, de la prostate et du canal de l'urèthre*, thèse d'agrégation, 1883.

CARAYON. — *De la miction dans ses rapports avec la physiologie et la pathologie*, thèse de Strasbourg, 1865, no 814.

CH. ROBIN. — *Traité du microscope*, 1877.

SERRES. — *Gazette médicale de Paris*, 1830-1831.

R. JAMIN. — *Étude sur l'uréthrite chronique, blennorrhagique*, thèse de Paris, 1883.

GUYON ET SES ÉLÈVES.

LES CLASSIQUES.

TABLE DES MATIÈRES

9 782014 086430